Rahul Grover
Loveneesh Krishna

Placa de bloqueio do maléolo medial pré-contornada

Rahul Grover
Loveneesh Krishna

Placa de bloqueio do maléolo medial pré-contornada

ScienciaScripts

Imprint
Any brand names and product names mentioned in this book are subject to trademark, brand or patent protection and are trademarks or registered trademarks of their respective holders. The use of brand names, product names, common names, trade names, product descriptions etc. even without a particular marking in this work is in no way to be construed to mean that such names may be regarded as unrestricted in respect of trademark and brand protection legislation and could thus be used by anyone.

Cover image: www.ingimage.com

This book is a translation from the original published under ISBN 978-3-659-93140-6.

Publisher:
Sciencia Scripts
is a trademark of
Dodo Books Indian Ocean Ltd. and OmniScriptum S.R.L publishing group

120 High Road, East Finchley, London, N2 9ED, United Kingdom
Str. Armeneasca 28/1, office 1, Chisinau MD-2012, Republic of Moldova, Europe
Managing Directors: Ieva Konstantinova, Victoria Ursu
info@omniscriptum.com

Printed at: see last page
ISBN: 978-620-8-55223-7

Índice:

RECONHECIMENTO

Em primeiro lugar, rezo e inclino-me com reverência, toda a humildade e gratidão para agradecer a Deus todo-poderoso por me ter dado a oportunidade de empreender este projeto e de o concluir com êxito.

A conclusão desta dissertação não só traz um apreciável descanso de muitos meses de esforços exigentes, mas também proporciona uma oportunidade bem-vinda para reconhecer muitas almas bondosas que me ajudaram ao longo do caminho. É com grande prazer e um profundo sentimento de gratidão que reconheço aqui a ajuda inestimável dos meus professores, colegas e familiares. Não há palavras que possam exprimir adequadamente a importância da orientação e do apoio que me deram em tempo útil.

Gostaria de agradecer ao meu mentor e supervisor, **Dr. Loveneesh G. KRISHNA,** Professor Diretor do Instituto Central de Ortopedia. Com a sua vasta experiência, orientou-me constantemente sobre os pontos mais delicados da investigação e o seu olhar experiente assinalou muitos erros que me tinham passado despercebidos. Foi um privilégio trabalhar sob a sua orientação. Não se pode desejar um orientador melhor e mais amigável. Estou-lhe mais grato do que ele imagina.

Estou muito grato ao Diretor, Professor **Dr. Ramesh Kumar**, Chefe do Departamento, CIO, que é uma fonte de motivação para mim. Guardarei com carinho o afeto e a atenção que me dispensou. Acima de tudo, estou-lhe grato pelo seu amável patrocínio e por me ter ajudado de todas as formas possíveis para o bom andamento do projeto de tese.

Expresso os meus sinceros agradecimentos aos meus consultores**, Dr. Jatin Talwar, Professor Associado, CIO, Dr. Prateek Behera, Professor Assistente, CIO, Dr. Ashish Rustagi, Professor Assistente, CIO**, pela sua orientação especializada nos passos cirúrgicos e no acompanhamento pós-operatório.

Dedico este esforço às orações e aos bons desejos dos meus pais, o **Sr. Subhash Grover** e **a Sra. Poonam Grover**, e do meu irmão, o **Sr. Rohit Grover**, que fizeram de mim o que sou hoje e sem cujas bênçãos este projeto não teria sido possível.

Por último, mas não menos importante, os meus sinceros agradecimentos a todos os doentes que participaram no estudo, sem os quais a realização desta dissertação não teria sido possível.

Por último, gostaria também de agradecer a todos aqueles que me ajudaram neste projeto, mas cujos nomes me escaparam involuntariamente.

Dr. Rahul Grover

Capítulo 1

INTRODUÇÃO

O maléolo (em latim, "pequeno martelo") é a proeminência óssea de cada lado do tornozelo. Cada perna é suportada por dois ossos, a tíbia no lado interior (medial) da perna e o perónio no lado exterior (lateral) da perna. O maléolo medial é a proeminência no lado interno do tornozelo, formada pela extremidade inferior da tíbia. A superfície medial da extremidade inferior da tíbia é prolongada para baixo, formando um forte processo piramidal, achatado de fora para dentro - o maléolo medial.

As fracturas do tornozelo representam 10% de todas as fracturas, com uma incidência de cerca de 107 fracturas por um lakh de anos-pessoa [1,2,3,4]

A idade média da lesão é de 45 anos [2]

Os doentes com uma fratura AO/OTA de tipo C sofrem mais frequentemente a lesão devido a uma queda de altura ou a um acidente de viação do que os doentes com fracturas AO/OTA de tipo A ou B, em que a causa mais comum é uma simples queda [2]

As fracturas bimaleolares são mais comuns nas mulheres, nas pessoas com mais de 60 anos e nos doentes com comorbilidades [1,5,13]

Factores de risco: Obesidade, Sexo feminino, Idade > 55 anos, Álcool [6,7,8]

A técnica mais utilizada é a dos parafusos lag unicorticais aumentados com anilhas quando o fragmento é comunitado ou mole [9,10]

Ocasionalmente, observou-se que os parafusos unicorticais não podem ser extraídos em osso pobre. Os parafusos bicorticais oferecem uma resistência significativamente maior à extração [11,12] e estão associados a uma taxa de complicações de 17%, incluindo não união, má união e metalurgia sintomática [11,12]

Os parafusos bioabsorvíveis de polilactida foram utilizados para a fixação de fracturas do maléolo medial com resultados comparáveis aos dos parafusos de aço inoxidável (18% vs 4%), mas houve uma reação inflamatória no grupo dos parafusos bioabsorvíveis [14]

A fixação isolada de fracturas do maléolo medial com fios de Kirschner já teve resultados decepcionantes, potencialmente devido às suas propriedades biomecânicas inadequadas [15]

Estudos biomecânicos demonstraram que as construções TBW são mais fortes sob tensão do que os parafusos esponjosos unicorticais, tendo sido obtidos bons resultados funcionais e radiográficos a longo prazo com esta técnica [16,17,18]. A principal limitação desta técnica é a metalização sintomática, com uma taxa registada de 7% [19]

QUESTÃO DE INVESTIGAÇÃO

"A placa do maléolo medial é uma modalidade de tratamento eficaz para os casos de fracturas dos maléolos quando comparada com as modalidades de tratamento classicamente seguidas em doentes que se apresentam nas urgências de ortopedia e na consulta de medicina interna?

HIPÓTESE

A placa do maléolo medial para a fratura dos maléolos permite uma melhor fixação, redução, mobilização precoce e suporte de peso.

LACUNAE

1. Escassez de ensaios controlados e aleatorizados em grande escala.
2. A maioria dos estudos tem uma duração mais curta.
3. Escassez de estudos na literatura.

Capítulo 2

REVISÃO DA LITERATURA

Epidemiologia das fracturas do tornozelo

1. Bengner et al descreveram que, nos homens, se verificou um aumento da incidência específica por idade até aos 60 anos, especialmente nas fracturas do maléolo lateral. Nas mulheres, verificou-se um aumento da incidência específica por idade acima dos 50 anos, tanto nas fracturas do maléolo lateral como, de forma ainda mais acentuada, nas fracturas bi e trimaleolares[1].
2. CM Court-Brown et al mostraram que as fracturas mais comuns do tornozelo são as fracturas maléolares laterais B1.1 e A1.2. As fracturas isoladas do maléolo representaram dois terços da série, tendo as fracturas bimaleolares ocorrido num quarto dos doentes e as fracturas trimaleolares nos restantes 7%. As fracturas abertas ocorreram em 2%.[2]
3. Daly PJ et al mostraram que a causa mais frequente de fracturas do tornozelo era o traumatismo relacionado com o desporto. A incidência de fracturas associadas a traumatismos moderados, por outro lado, aumentou acentuadamente nas mulheres de meia-idade, mas diminuiu nas mulheres idosas. A diabetes mellitus e a obesidade foram associadas a fracturas em adultos de meia-idade e idosos. Das classificações aceites, o sistema de Lauge-Hansen forneceu a informação clinicamente mais relevante.[3]
4. Jensen SN et al mostraram que a taxa de incidência global era de 107 fracturas por 10(5) pessoas-ano. Abaixo dos 50 anos de idade, as fracturas do tornozelo eram mais comuns nos homens. Após esta idade, as mulheres tornam-se predominantes e as taxas de incidência específicas por idade diminuem em ambos os sexos. A principal causa de fratura foi a queda (87%), no chão, em escadas ou de uma altura. 137 fracturas (55%) ocorreram em desportos, jogos ou outras actividades de lazer. A maioria dos doentes (64%) estava a andar, a correr ou a saltar no momento da lesão. O álcool e as superfícies escorregadias estiveram envolvidos em quase um terço dos casos. A distribuição das fracturas, de acordo com os sistemas de classificação de Lauge-Hansen e AO Weber, estava dentro dos limites de séries anteriores. Quase metade dos doentes foram hospitalizados e as fracturas foram operadas com osteossíntese[4].
5. Court-Brown CM et al indicaram que as fracturas do tornozelo são as segundas fracturas mais comuns dos membros inferiores, a seguir às fracturas da anca[2].
6. Kannus et al concluíram que o número de fracturas do tornozelo de baixo traumatismo em idosos finlandeses está a aumentar rapidamente a um ritmo que não pode ser explicado simplesmente pelas alterações demográficas e, por conseguinte, devem ser estudadas urgentemente medidas preventivas potencialmente eficazes, tais como a prevenção de escorregadelas, tropeções e quedas em idosos e a utilização de apoios para o tornozelo.[5]
7. Emily M. Stein et al. estudaram várias fracturas para verificar a sua associação com a baixa densidade mineral óssea e concluíram que a incidência de fracturas do tornozelo não estava significativamente aumentada com a osteoporose[20].
8. Hasselman et al concluíram que as fracturas do pé pareciam ser fracturas osteoporóticas típicas, ao passo que as fracturas do tornozelo ocorreram em mulheres mais jovens com um índice de massa corporal (obesidade) relativamente elevado [6].
9. Compsten JE et al demonstraram que a obesidade não protege contra as fracturas nas mulheres pós-menopáusicas e está associada a um risco acrescido de fracturas do tornozelo e da parte superior da perna[7].

Tratamento das fracturas do tornozelo

1. Pankovitch descreveu as lesões do complexo osteoligamentar medial do tornozelo com base em investigações anatómicas e clínicas. Estas incluíam fracturas do colículo anterior com ou sem rutura do ligamento deltoide profundo, fracturas do colículo posterior, fracturas supracoliculares (subdivididas em verticais, oblíquas e transversais) e fracturas por avulsão.[21]

2. Herscovici sugeriu uma classificação mais simples baseada no nível da fratura maleolar medial [22].
3. Muller recomendou a fixação com parafusos de todas as fracturas do maléolo medial [24]; as fracturas isoladas do maléolo medial podem geralmente ser tratadas de forma não operatória.
4. Herscovici et al. analisaram os resultados funcionais e radiográficos de 57 doentes com fracturas isoladas do maléolo medial, 3 anos após a lesão. A imobilização consistiu num gesso sem suporte de peso abaixo do joelho durante 6 semanas, seguido de suporte de peso progressivo e fisioterapia. Neste grupo, apesar de muitas das fracturas apresentarem uma deslocação inicial de até 6 mm, apenas duas fracturas (3,5%) não consolidaram. Apesar de vários casos de malunião do maléolo medial, nenhum doente apresentou qualquer evidência de deslocação da articulação do tornozelo ou osteoartrite[22].
5. Pankovitch et al. também relataram bons resultados com fracturas isoladas do colículo anterior associadas a uma rutura profunda do ligamento deltoide quando tratadas de forma não operatória, embora esta lesão representasse apenas um pequeno número de pacientes na sua coorte[21].
6. Tornetta et al. também referiram que as fracturas do cólon anterior se saíram melhor com uma gestão conservadora do que com uma gestão operativa[24].
7. Lloyd opinou que a fixação das fracturas do tornozelo em geral era desnecessária[25]. Em 1952, Cox et al. concordaram que apenas "num caso raro pode ser necessário atacar operativamente a fratura da fíbula"[26]
8. Wei et al. publicaram os resultados de 19 fracturas do tornozelo bimaleolares e trimaleolares instáveis, tratadas de forma conservadora, com uma média de 20 anos após a lesão. Os seus pacientes tinham entre 17 e 79 anos de idade na altura da lesão e foram colocados num gesso acima do joelho durante 6 semanas, seguido de um gesso abaixo do joelho durante mais 6 semanas, e sujeitos a uma vigilância apertada. Ao fim de 20 anos, apenas dois dos seus doentes apresentavam "sintomas ligeiros" e relataram uma pontuação AOFAS entre 87 e 100, com uma média de 98 pontos[27].
9. Joy et al. que estudaram 118 fracturas instáveis até 7 anos após a lesão. A maioria destas fracturas tinha sido tratada de forma não operatória, e os 40% tratados de forma operatória tinham sido submetidos apenas a fixação isolada com parafusos do lado medial ou a reparação do deltoide. Apesar da heterogeneidade do seu grupo de doentes, através de um estudo cuidadoso das radiografias pós-operatórias, conseguiram demonstrar que a redução anatómica do tálus sob o plafond resultou num bom resultado clínico em 85% dos casos. Pelo contrário, nos casos em que a redução foi deficiente, o resultado clínico foi mau em dois terços dos casos. O principal inconveniente desta estratégia é de ordem prática: vários autores demonstraram que a manutenção da redução é difícil e que um regime de gesso prolongado pode agora ser considerado pesado. No entanto, o princípio aqui demonstrado é claro: com uma redução precisa e uma monitorização vigilante, é possível obter um bom resultado anatómico e clínico com uma gestão não operatória[28].
10. Yablon et al. observaram que a fixação apenas do maléolo medial frequentemente resultava em redução incompleta da fíbula e do tálus e no desenvolvimento posterior de artrite pós-traumática. Afirmaram, de forma memorável, que "a deslocação do tálus segue fielmente a do maléolo lateral" e demonstraram, tanto num modelo cadavérico como em doentes cirúrgicos, que a redução aberta do maléolo lateral restaurava de forma mais previsível a congruência tibiotalar e resultava num resultado clínico satisfatório[29].
11. Svend-Hansen também relatou que 16 de uma coorte de 29 (55%) pacientes com fracturas bimaleolares do tornozelo, tratados por fixação apenas do lado medial, tiveram resultados insatisfatórios após uma média de quase 5 anos, enfatizando também a dificuldade de obter e manter a redução da articulação do tornozelo[30].
12. Pankovich, na sua descrição clara dos subtipos de lesão do lado medial, demonstrou por que razão as fracturas do colículo anterior podem permanecer instáveis apesar da fixação: Embora a competência do deltoide superficial seja restabelecida pela fixação da fratura, o deltoide

profundo, que está ligado ao colículo posterior e se rompeu no momento da deslocação, permanece incompetente.[21]

13. Tornetta efectuou um estudo sobre a estabilidade do tornozelo, confirmando esta variação. Efectuou uma radiografia de stress intra-operatória após a fixação do maléolo medial, mas antes da fixação do maléolo lateral. Demonstrou que um quarto das fracturas permanecia instável. Assim, a fixação do maléolo medial apenas numa fratura bimaleolar do tornozelo pode restabelecer a estabilidade em apenas três quartos dos casos[31].
14. Ebraheim et al fizeram uma comparação das técnicas cirúrgicas classificadas por geometria da fratura. Neste estudo, chegaram a um consenso de que "Para fracturas transversais, a fixação com banda de tensão apresentou a taxa mais elevada de consolidação (79%), a pontuação AOFAS média mais elevada (86), a taxa de revisão mais baixa (5%) e a taxa de complicações mais baixa (16%). No caso das fracturas oblíquas, os parafusos de retração apresentaram a taxa de consolidação mais elevada (71%), a pontuação AOFAS média mais elevada (80), a taxa de revisão mais baixa (19%) e a taxa de complicações mais baixa (33%) das técnicas de fixação habitualmente utilizadas. Para as fracturas verticais, foi utilizada uma placa de contraforte em todos os casos, exceto num, obtendo-se a consolidação (normal ou tardia) em todos os casos com uma pontuação AOFAS média de 84, sem revisões e com uma taxa de complicações de 17%. As fracturas cominutivas tiveram resultados relativamente fracos, independentemente do método de fixação."[32]
15. Barnes H et al realizaram "A clinical evaluation of alternative fixation techniques for medial malleolar fractures" (Uma avaliação clínica de técnicas de fixação alternativas para fracturas do maléolo medial), na qual chegaram à conclusão de que "Headless compression screws provide effective compression of medial malleolus fractures and result in good clinical outcomes. O parafuso de compressão sem cabeça é uma alternativa benéfica aos métodos convencionais de fixação do maléolo medial."[33]
16. Mirza et al fizeram um estudo para dizer que "O nervo peroneal superficial, o nervo safeno e a veia safena estão em risco durante o plaqueamento submuscular percutâneo da fíbula distal e da tíbia. A dissecção cuidadosa proximal para a fíbula e distal para a tíbia pode minimizar o risco de danos a estas estruturas."[34]
17. Mohammed AA et al descreveram que os fios de banda de tensão podem ser uma melhor opção de tratamento para a fixação interna de fracturas do maléolo medial do que a fixação com parafusos[35].
18. Shimamura Y et al descreveram que não houve diferença estatisticamente significativa entre a pequena quantidade de deslocação interóssea observada com três tipos de fixação dentro do intervalo seguro de flexão dorsal e flexão plantar para reabilitação precoce. No entanto, a separação interóssea quando a fixação utilizou apenas dois fios de Kirschner tendeu a ser maior do que quando se utilizaram os outros dois tipos de fixação durante a flexão dorsal e a eversão[36].
19. Wegner AM et al. realizaram um estudo para dizer que a colocação de placas Antiglide nas fracturas verticais do maléolo medial proporciona uma fixação inicial mais rígida do que a fixação com parafusos bicorticais ou unicorticais[37].

Capítulo 3

OBJECTIVOS E METAS

1) Avaliar a eficácia da MEDIAL MALLEOLUS PLATING no tratamento das fracturas maleolares.
2) Avaliar objetivamente os resultados clínicos utilizando "The Foot & Ankle Disability Index (FADI) Score e AOFAS (American Orthopedics Foot and Ankle Score) "
3) Avaliar o resultado radiológico através dos "Critérios Radiográficos da Sindesmose e União Radiológica".

Capítulo 4

MATERIAIS E MÉTODOS

Local de estudo : Instituto Central de Ortopedia, VMMC & SJH, NOVA DELHI.
Duração : novembro de 2015 a março de 2017.
Conceção do estudo : Estudo longitudinal prospetivo.
População do estudo: Os doentes que se apresentem no B.O.D. ou nos serviços de urgência do C.I.O., V.M.M.C & SJH com fratura do maléolo medial serão recrutados para o estudo após um exame clínico minucioso, se preencherem os critérios de seleção, e serão tratados e acompanhados em conformidade.
Tamanho da amostra: Um mínimo de 30 pacientes será incluído neste estudo.
Critérios de inclusão:

- Fratura maleolar diagnosticada com base no exame clínico e nos exames radiológicos pertinentes. (Radiografia/CT)
- Deslocação da fratura superior a 2 mm.
- Fracturas bimaleolares
- Fracturas trimaleolares
- Fracturas isoladas do maléolo medial
- Fracturas do maléolo medial comunicadas
- Idade >18 anos.

Critérios de exclusão:

- Deslocação da fratura maleolar inferior a 2 mm.
- Fracturas do plafond da tíbia
- Fracturas antigas e negligenciadas
- Paciente com comorbilidades como Diabetes Mellitus, Hipertensão.
- O doente está imunocomprometido.
- Presença de qualquer defeito congénito na articulação do tornozelo.
- Anteriormente tratados com medidas conservadoras.
- Mau estado da pele.
- Doentes que não dão o seu consentimento para a cirurgia.

É efectuada uma história e um exame clínico exaustivos para chegar a um diagnóstico clínico.
Foram efectuadas radiografias relevantes, ou seja, AP do tornozelo, Lateral e Mortise, para confirmar o diagnóstico de fratura do maléolo medial e avaliar a estabilidade do tornozelo utilizando os "Critérios Radiográficos da Sindesmose".
O doente é informado e aconselhado sobre o procedimento e, se estiver disposto a fazê-lo e cumprir os critérios de inclusão, o doente é submetido a cirurgia após consentimento informado.

Preparação pré-operatória

1. As investigações pré-operatórias, incluindo hemograma completo, electrólitos séricos, ureia sanguínea, glicemia aleatória, bilirrubina S., rotina e microscopia de urina, HIV, HBsAg, HCV, radiografia de tórax e ECG, foram efectuadas como parte do trabalho pré-anestésico.

2. Os antibióticos pré-operatórios, ou seja, a injeção de Ceftriaxone 1 gm (após teste de sensibilidade cutânea) e a injeção de Gentamicina 80 mg, foram administrados 30 minutos antes da insuflação do torniquete.
3. A área operatória é preparada raspando os pêlos do meio da perna até à parte mais distal do pé, seguida de uma esfoliação completa com sabão antimicrobiano.
4. Torniquete aplicado na região média da coxa e pressão fixada em 270 mm Hg.
5. A área operatória é pintada com solução de iodopovidona a 10% p/v e depois coberta.

Instrumentação

Os seguintes instrumentos estavam a ser utilizados durante a colocação do maléolo medial:

1. Marcador de pele
2. Faca cirúrgica: n.º 15 e 24
3. Fórceps dentado
4. Pinça de artéria
5. Cauterização eléctrica
6. Elevador do periósteo
7. Braçadeira de redução
8. Fios K (1,5 a 3 mm)
9. Berbequim elétrico
10. Placa de gancho*
11. Parafusos de bloqueio
12. Medidor de profundidade
13. Brocas
14. Mangas de bloqueio

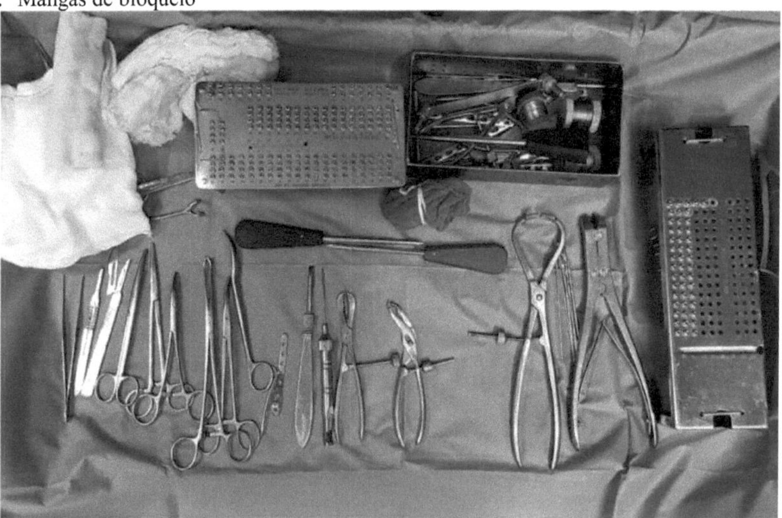

Figura 1: Instrumentação

Procedimento: Placa maleolar medial/placa maleolar

Anestesia e posicionamento

Todos os pacientes foram operados sob anestesia espinhal e a posição foi feita em supino com o pé em rotação externa para a fixação maleolar medial e o pé em rotação interna para a fixação maleolar lateral. Foi aplicado um torniquete não esterilizado na região do meio da coxa com uma pressão de cerca de 270 mm Hg. O membro foi exsanguinado por elevação durante 3-5 minutos e, em seguida, o torniquete foi insuflado.

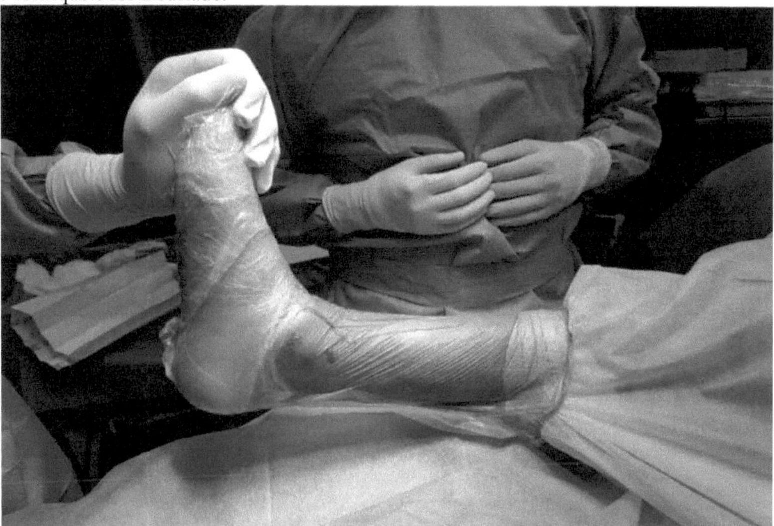

Figura 2: Drapeado

Abordagem:

A. Maléolo medial

A abordagem anterior ao maléolo medial é utilizada no nosso estudo. A incisão anterior oferece uma excelente visão das fracturas do maléolo medial. Também permite a inspeção da articulação anteromedial do tornozelo e da parte antero-medial da cúpula do tálus.

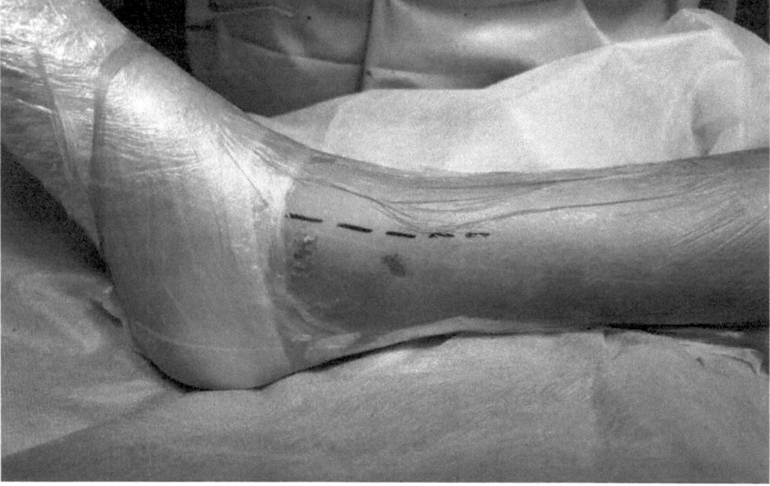

Figura 3: Incisão

Comece proximalmente, 5 cm acima do maléolo e sobre o terço médio da superfície subcutânea da tíbia. Em seguida, atravessar o terço anterior do maléolo medial e curvar a incisão para a frente para terminar cerca de 5 cm antes e distalmente ao maléolo. A incisão não deve atravessar a porção mais proeminente do maléolo.

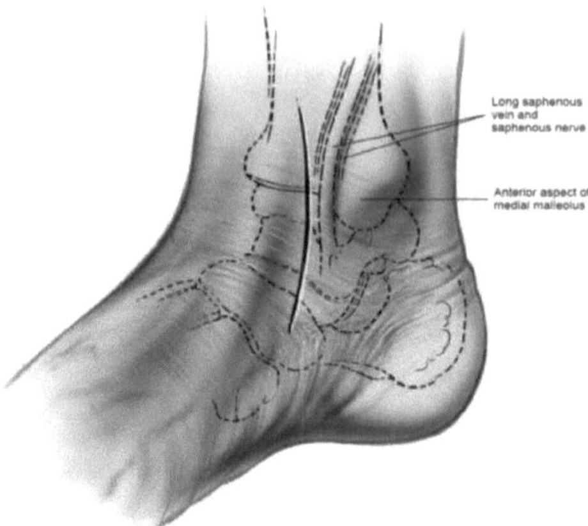

Figura 4: Fotografia retirada de Surgical exposures in orthopaedics, Hoppenfield- 4th edition

Incisar longitudinalmente as restantes coberturas do maléolo medial para expor o local da fratura. Fazer uma pequena incisão na cápsula anterior da articulação do tornozelo para que as superfícies articulares possam ser vistas facilmente após a redução da fratura. Isto é especialmente verdadeiro nas fracturas verticais do maléolo medial, em que ocorre frequentemente impactação da superfície articular. As fibras superficiais do ligamento deltoide correm anterior e distalmente para baixo a partir do maléolo medial; dividi-las para que os fios ou parafusos utilizados na fixação interna possam ser ancorados solidamente no osso, com as cabeças dos parafusos cobertas por tecido mole.

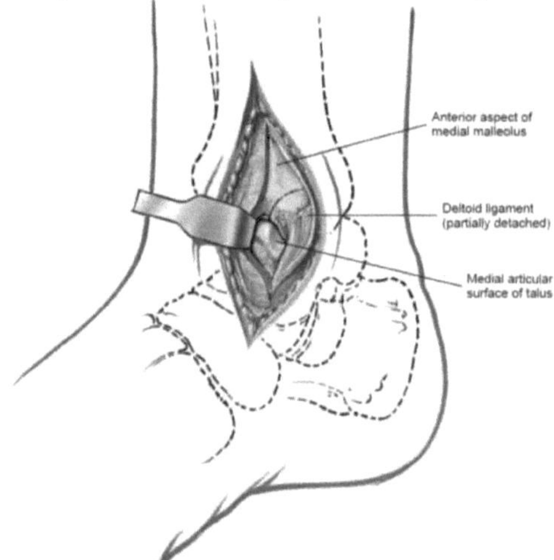

Dividir as fibras do ligamento deltoide para permitir a fixação interna do maléolo fracturado.

Figura 5 Fotografia retirada de Surgical exposures in orthopaedics, Hoppenfield- 4th edition

B. Maléolo lateral

Incisão

Efetuar uma incisão longitudinal de 10 a 15 cm ao longo da margem posterior do perónio até à sua extremidade distal e continuar por mais 2 cm. Na cirurgia de fratura, centrar a incisão ao nível da fratura.

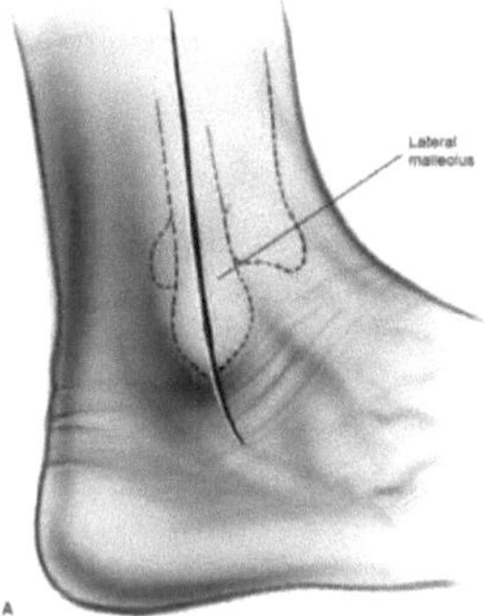

Figura 6 Incisão

Dissecção cirúrgica superficial

Elevar os retalhos de pele, tendo o cuidado de não danificar a veia safena curta, que se encontra posterior ao maléolo lateral. O nervo sural, que corre com a veia safena curta, também deve ser preservado.

Dissecção cirúrgica profunda

Incisar longitudinalmente o periósteo da superfície subcutânea do perónio e retirar apenas o suficiente no local da fratura para expor adequadamente a fratura. Ter o cuidado de manter toda a dissecção estritamente subperiosteal, porque os ramos terminais da artéria peroneal, que se encontram perto do maléolo lateral, podem ser danificados. Retirar apenas a quantidade de periósteo necessária para uma redução precisa; a remoção do periósteo reduz acentuadamente o fornecimento de sangue ao osso em casos de fratura.

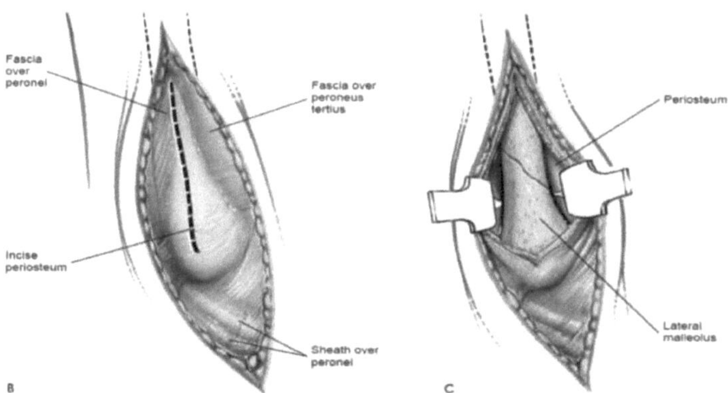

Figura 7: Abordagem cirúrgica do maléolo lateral

Técnica operatória

Após uma exposição adequada, procede-se à redução da fratura (maléolo lateral seguido do maléolo medial), após o que se procede à colocação de placas/TBW no maléolo lateral e à colocação de placas no maléolo medial.

Depois, o fecho é feito por camadas.

Cuidados pós-operatórios:

Elevação rigorosa dos membros

Foram administrados antibióticos intravenosos (Ceftriaxona Inj. 1gm e Gentamicina Inj. 80 mg) duas vezes por dia durante 3 dias e, em seguida, o doente continuou a tomar antibióticos orais (Cefuroxima

Tab. 500 mg duas vezes por dia) até à remoção das suturas/agrafos.

O primeiro penso foi efectuado no 2º/3º dia de pós-operatório e o doente teve alta no 3º dia se a ferida for considerada saudável.

Acompanhamento pós-operatório:

O doente deve ser gerido em laje abaixo do joelho durante duas semanas no pós-operatório. Em seguida, os pontos foram retirados às duas semanas, após o que foi iniciada a ADM do tornozelo, sem qualquer suporte de peso durante as duas semanas seguintes. Em seguida, a sustentação parcial do peso durante as duas semanas seguintes até às seis semanas. Após seis semanas, os pacientes foram autorizados a suportar todo o peso.

RECOLHA DE DADOS

Nas visitas subsequentes, foram recolhidos dados estatísticos. Foram registados os resultados detalhados dos resultados funcionais, bem como quaisquer complicações, e os dados assim recolhidos foram escritos numa folha de Excel e analisados.

ANÁLISE ESTATÍSTICA

As variáveis categóricas foram apresentadas em número e percentagem (%) e as variáveis contínuas foram apresentadas como média ± DP. Os testes estatísticos foram aplicados da seguinte forma

4. As variáveis quantitativas foram comparadas utilizando o teste t emparelhado entre o pré e o pós e, para comparação entre três grupos, foi utilizada a Anova e, para dois grupos, foi utilizado o teste T independente.
5. O coeficiente de correlação de Pearson foi utilizado para avaliar a associação entre a duração da cirurgia e o ISI.

Um valor de $p < 0,05$ foi considerado estatisticamente significativo. Os dados foram introduzidos em folha de cálculo MS EXCEL e a análise foi efectuada com recurso ao Statistical Package for Social Sciences (SPSS) versão 21.0.

Implante Placa de bloqueio do maléolo medial:

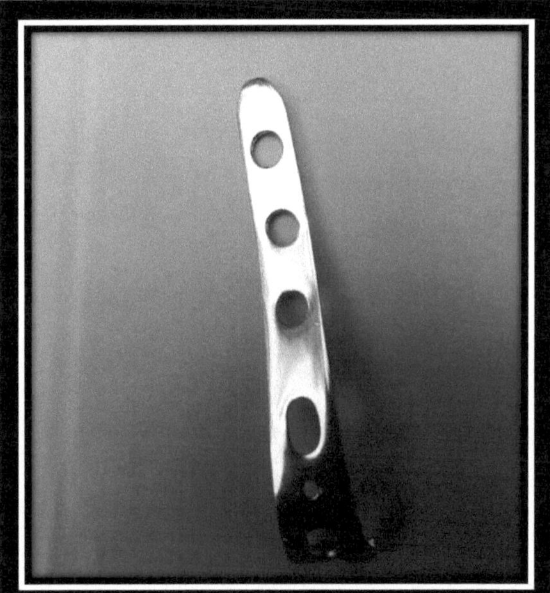

Figura 8: Imagem mostrando o implante de frente.

Como aparece de frente. Possui uma ranhura para fio k para fixação temporária e uma ranhura para parafuso anti-derrapante, entre outros parafusos de bloqueio, que ajudam a tornar a fixação rígida e a cicatrização do osso por intenção primária.

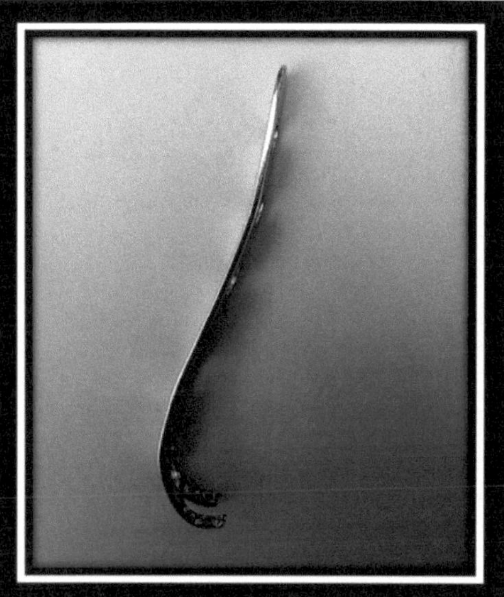

Figura 9: Imagem mostrando o implante de lado.

Como se vê de lado, o implante é pré-contornado de acordo com a parte medial da tíbia distal, o que ajuda a um melhor assentamento da placa.

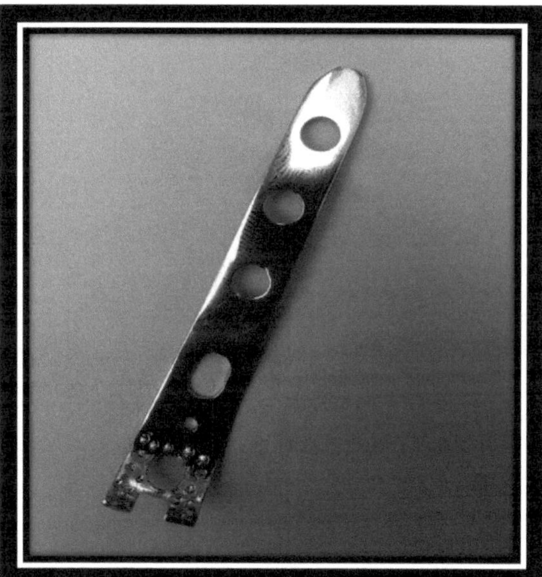

Figura 10: Imagem que mostra o implante visto de trás.

Como se pode ver na imagem, existem espigões na parte de trás dos ganchos para melhor segurar o fragmento da fratura.

Imagens intra-operatórias:

1. Imagem intra-operatória de fratura após exposição

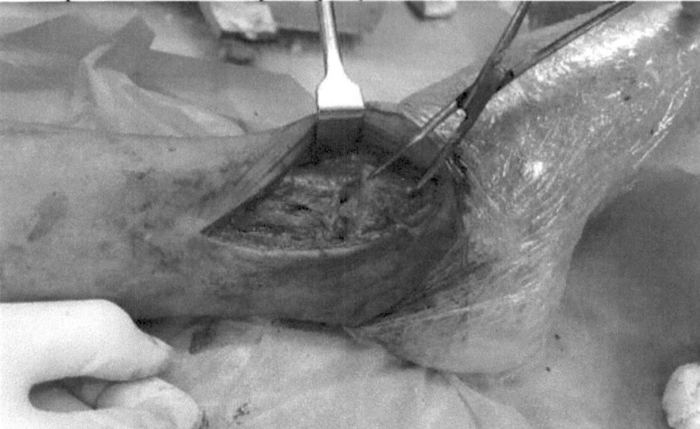

Figura 11: Fotografia mostrando fratura do maléolo medial.

2. Esta imagem mostra a fratura do maléolo medial após a redução e a colocação do implante.

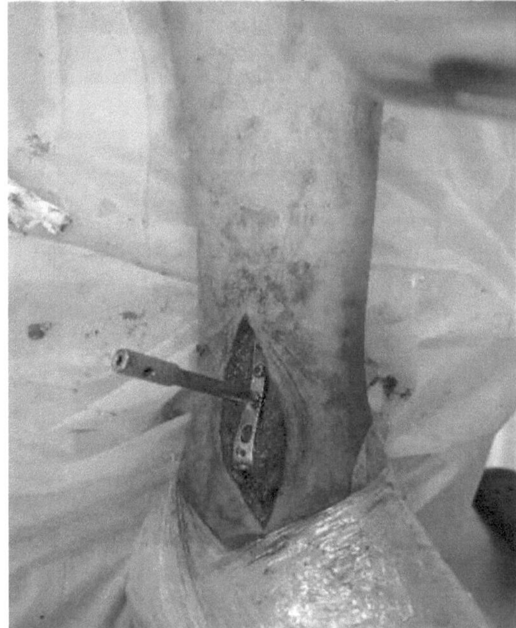

Figura 12: Fratura com implante.

Radiografias:

Caso 1: fratura traumática fechada bimaleolar sem dnvd

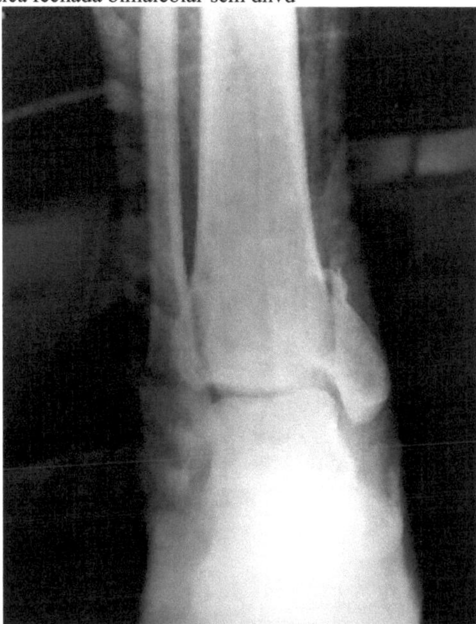

Figura 13: Radiografia pré-operatória (vista AP)

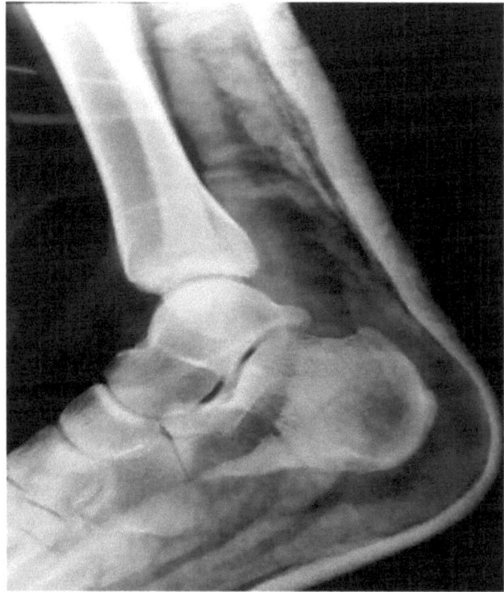

Figura 14: Radiografia pré-operatória (vista lateral)

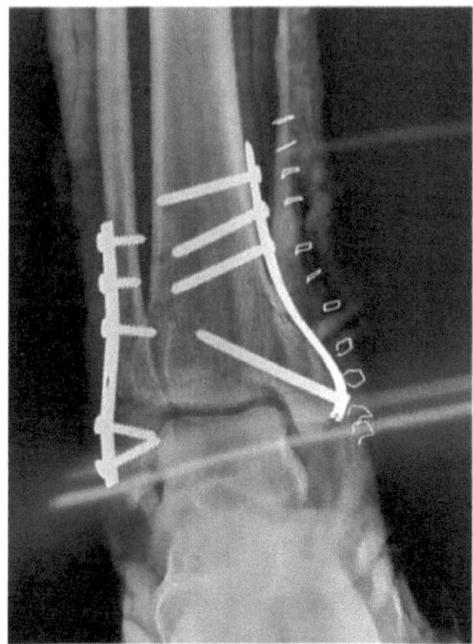

Figura 15: Radiografia pós-operatória (vista AP)

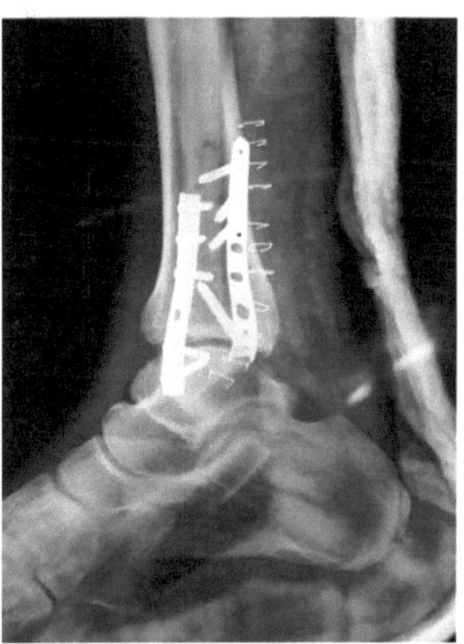

Figura 16: Radiografia pós-operatória (vista lateral)

Caso:2 Fratura traumática fechada bimaleolar sem dnvd

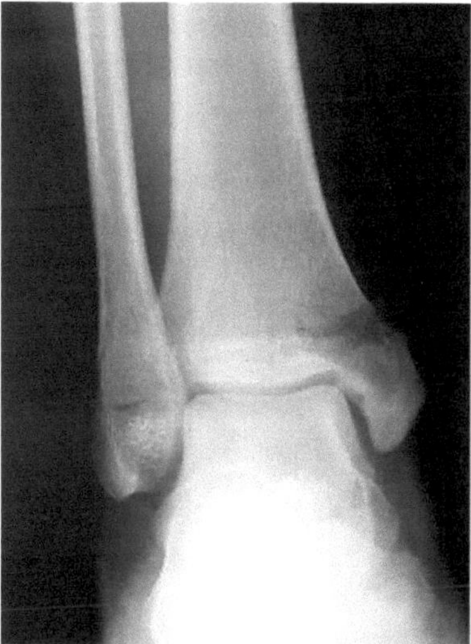

Figura 17: Radiografia pré-operatória (vista AP)

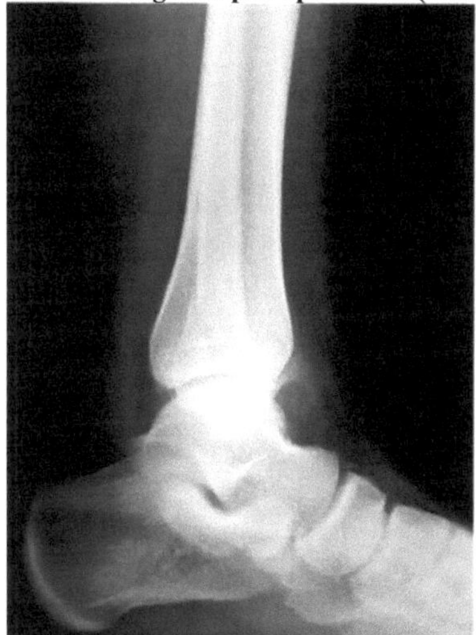

Figura 18: Radiografia pré-operatória (vista lateral)

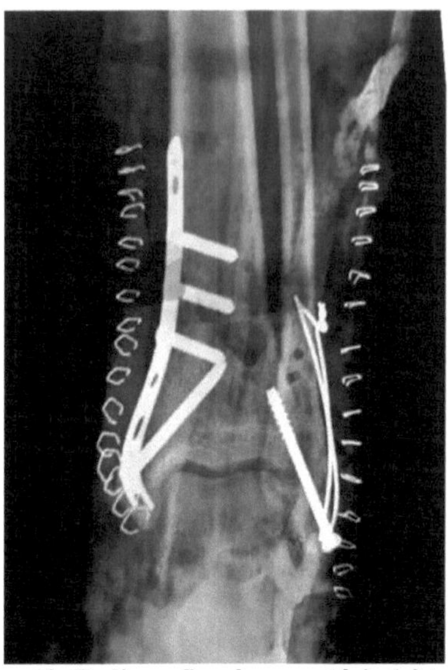

Figura 19: Radiografia pós-operatória (vista AP)

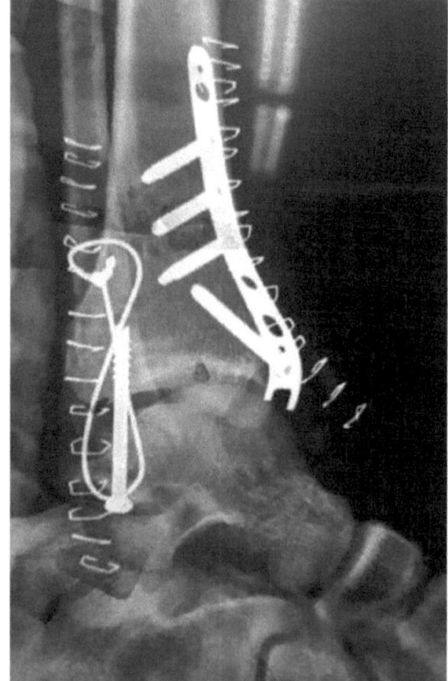

Figura 20: Radiografia pós-operatória (vista lateral)

Fotografias clínicas:

A. Fotografias de 3 meses de pós-operatório de fratura bimaleolar com colocação de placas em ambos os maléolos.

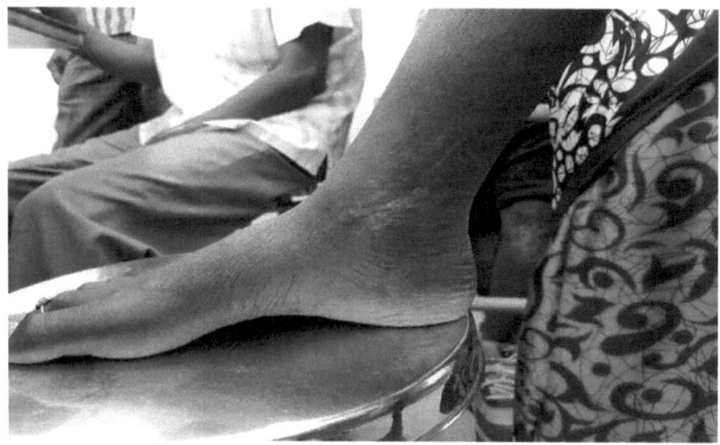

Figura 21: Pé plantígrado

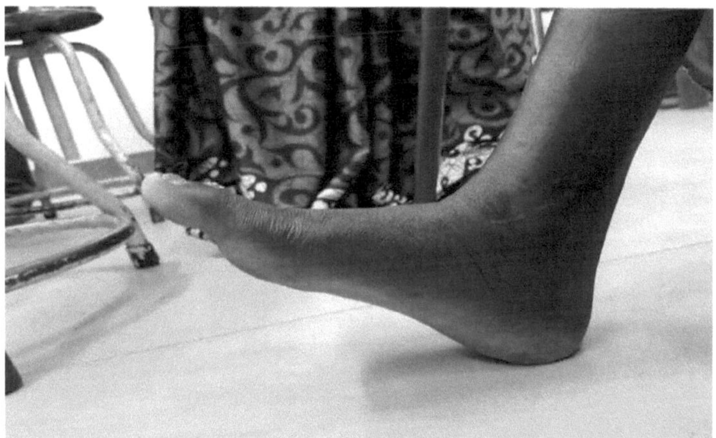

Figura 22: Pé em dorsiflexão.

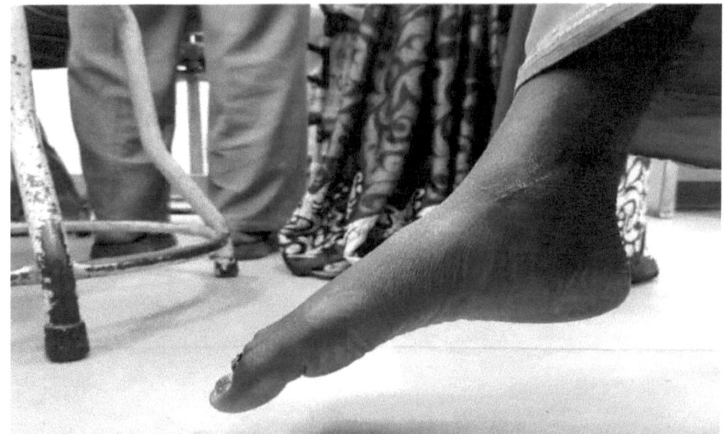

Figura 23: Pé em flexão plantar.

B. Uma complicação clínica com que nos deparamos é a formação de bolhas com infeção superficial da linha de sutura.

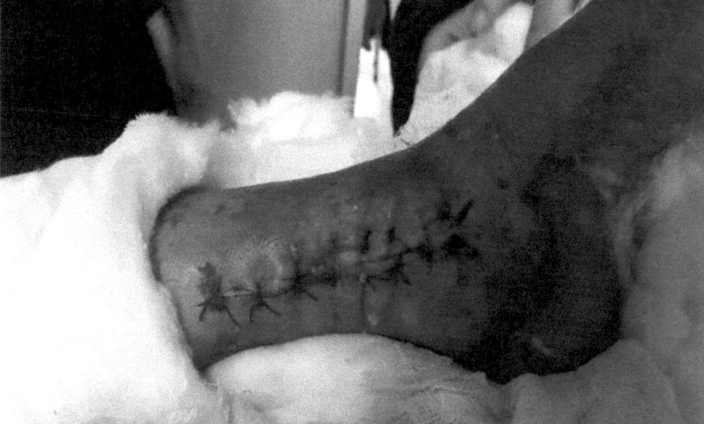

Figura 24: Bolhas com infeção superficial na linha de sutura

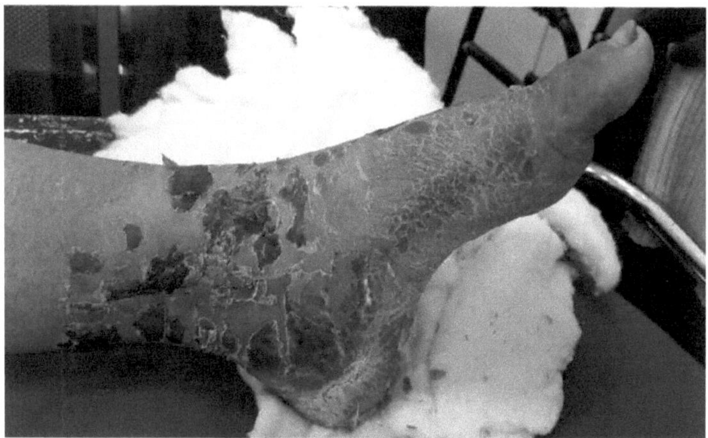

Figura 25: 18 dias após a operação, a infeção e o inchaço diminuíram; suturas removidas

RESULTADOS

O estudo foi realizado no Central Institute of Orthopaedics (CIO), no Vardhman Mahavir Medical College e no Safdarjung Hospital, em Nova Deli, durante o período de novembro de 15 a março de 17. Inscrevemos 30 pacientes no nosso estudo com várias fracturas maleolares, que foram devidamente avaliadas e foi feita uma placa maleolar medial com placa de bloqueio maleolar medial. Os pacientes foram acompanhados por um período de 6 meses. Não se registaram desistências no seguimento e 30 dos 30 doentes compareceram na consulta de medicina interna para o seguimento. Em cada consulta, os doentes foram avaliados quanto ao seu resultado funcional e actividades diárias, utilizando os sistemas de pontuação FADI e AOFAS e quaisquer complicações associadas. Uma vez que o questionário estava em inglês, as perguntas foram traduzidas para a sua língua materna e as respostas anotadas. Nas visitas subsequentes, foram efectuadas radiografias de rotina.

Foram registadas as seguintes observações:

1. Idade:

A idade média no nosso estudo foi de 34 anos. 20% dos pacientes pertencem à faixa etária de >50 anos. 80% dos doentes pertencem ao grupo etário <50 anos. Comparando a nossa média com a da literatura, que é de 45 anos, existe significância estatística com um valor de p = o.oo4, mas isto pode ser um erro devido ao pequeno tamanho da amostra.

Uma vez que os grupos mais jovens da população, especialmente os homens, estão mais envolvidos em actividades ao ar livre, são mais propensos a este tipo de lesões, ao passo que a população mais idosa, que é osteoporótica, é propensa a estas fracturas, mesmo com traumatismos de baixa energia.

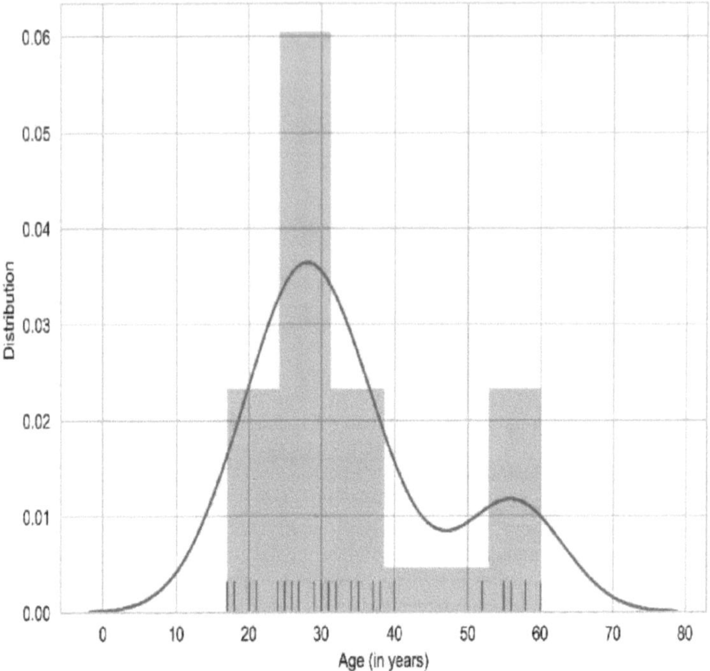

Figura 26: Distribuição etária da nossa população de estudo; mostra uma distribuição bimodal da idade

2. Distribuição por sexo:

No nosso estudo, os homens foram mais frequentemente afectados (70%), enquanto as mulheres constituíam 30% da população estudada. Isto reflecte que os homens são mais propensos a estes traumatismos de energia moderada a elevada, devido ao seu nível mais elevado de actividades ao ar livre e ao seu envolvimento em ATR.

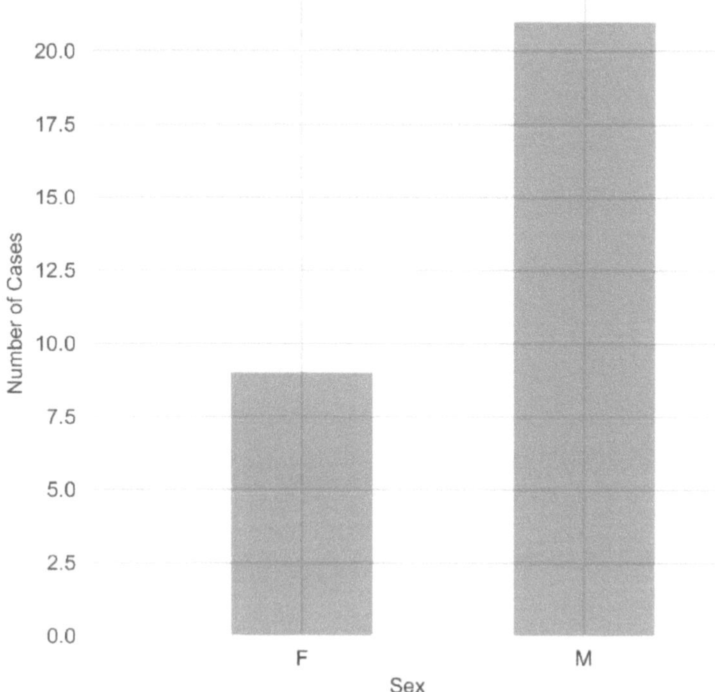

Figura 27: Distribuição por sexo na nossa população de estudo; os homens são mais frequentemente envolvidos do que as mulheres.

3. **Correlação entre idade e sexo:**
   A. Os homens e as mulheres estão igualmente distribuídos no grupo etário >50 anos.
   B. Os homens foram mais frequentemente afectados (75%) no grupo etário <50 anos. Estes resultados sugerem que os jovens do sexo masculino estão mais envolvidos em actividades ao ar livre e, por conseguinte, são mais propensos a traumatismos de energia moderada a elevada, ao passo que na população mais idosa estas fracturas são secundárias a uma menor densidade mineral óssea.

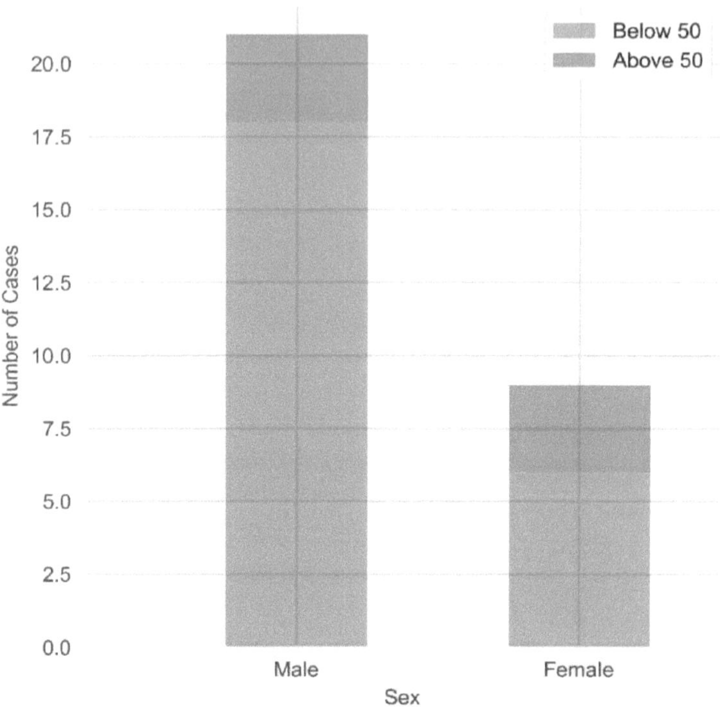

Figura 28: Correlação entre idade e sexo na nossa população de estudo

4. Tipo de fratura:

No nosso estudo, o tipo de fratura mais comum é a fratura bimaleolar (60%), seguida da fratura isolada do maléolo medial (36,7%) e 3,3% dos casos eram fracturas trimaleolares.

Isto deve-se provavelmente ao facto de os traumatismos de energia muito elevada no tornozelo serem menos comuns (atletas), mas os traumatismos de energia moderada a elevada serem mais comuns na população jovem masculina, o que leva a que a fratura bimaleolar seja a mais comum, seguida da fratura isolada do maléolo medial e da fratura trimaleolar.

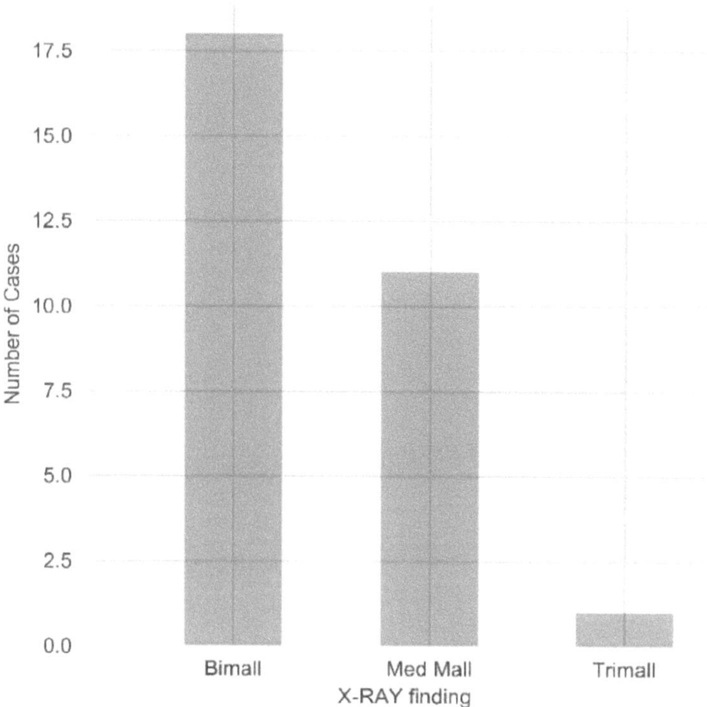

Figura 29: Distribuição do tipo de fratura na nossa população de estudo.

5. Lado afetado:

Os tornozelos direitos foram mais frequentemente afectados (70%).

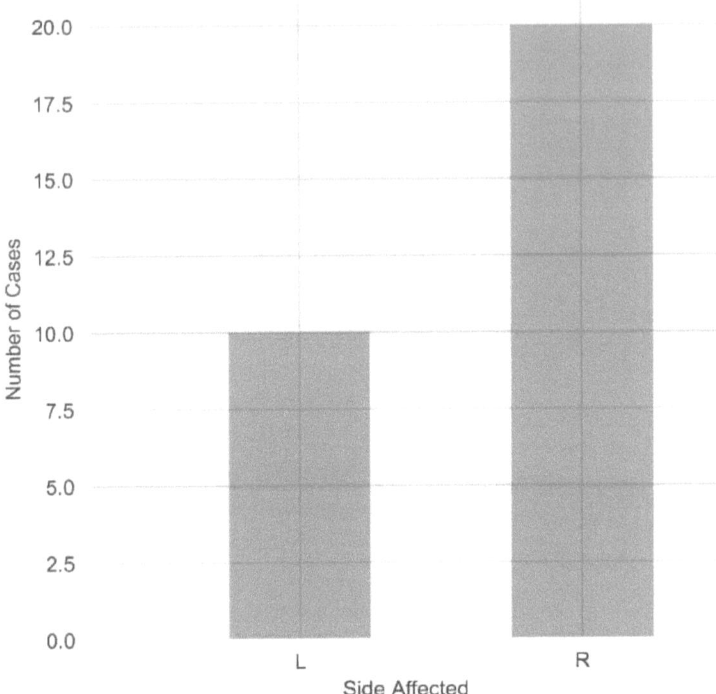

Figura 30: Distribuição do lado do tornozelo afetado na nossa população de estudo.

6. Espaço livre medial:

No nosso estudo, 23,3% dos casos apresentavam um espaço livre medial de mais de 4 mm nas radiografias, de acordo com os critérios radiográficos da sindesmose.

O aumento do espaço livre medial implica uma lesão sindesmótica e pode necessitar de fixação com parafusos sindesmóticos após verificação clínica da sindesmose durante a operação.

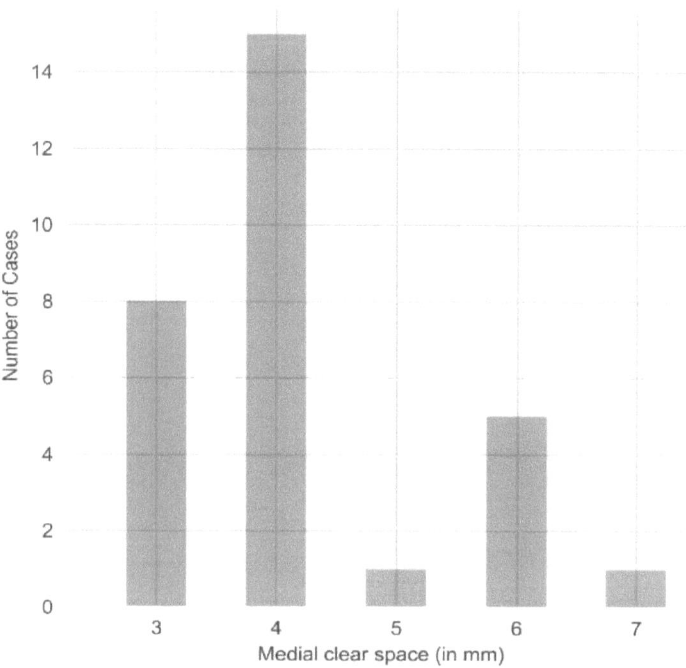

Figura 31: Distribuição de várias quantidades de espaço livre medial na nossa população de estudo.

Ao comparar a taxa de complicações ortopédicas com o espaço livre medial >4 mm, o coeficiente de correlação de Pearson foi calculado em 0,07, o que implica que essa correlação é praticamente inexistente.

7. Modo de lesão:

No nosso estudo, o tipo de lesão mais comum foi a rotação externa de supinação (SER) (50%), seguida da rotação eterna de pronação (PER) (36,3%), seguida da supinação-adução (SAD) (10%) e da pronação-abdução (PAB) (3,3%).

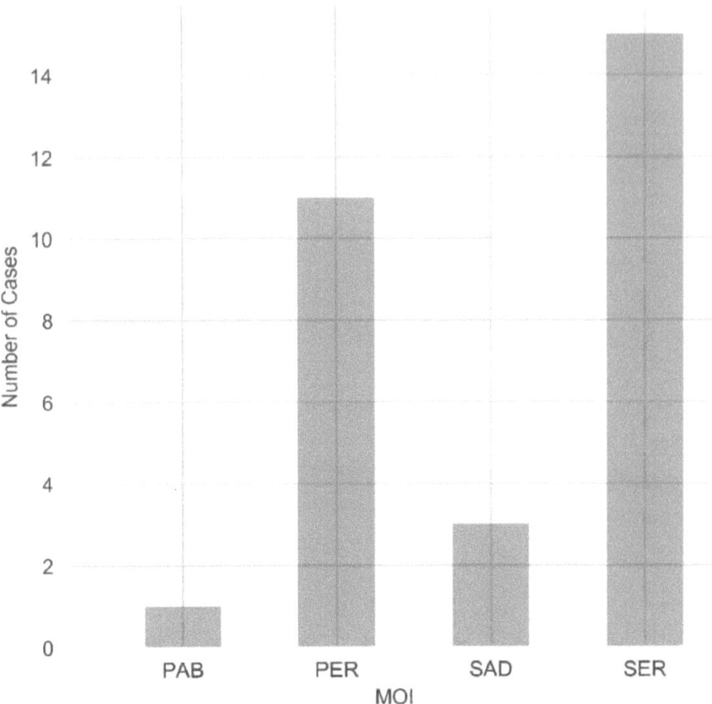

Figura 32: Distribuição dos vários tipos de Modo de lesão (Classificação de Lauge-Hansen) na nossa população de estudo. Então SER>PER>SAD>PAB

8. Duração da data da lesão até à data da cirurgia:

No nosso estudo, a duração média foi de 8 dias. A média é de 7 dias.

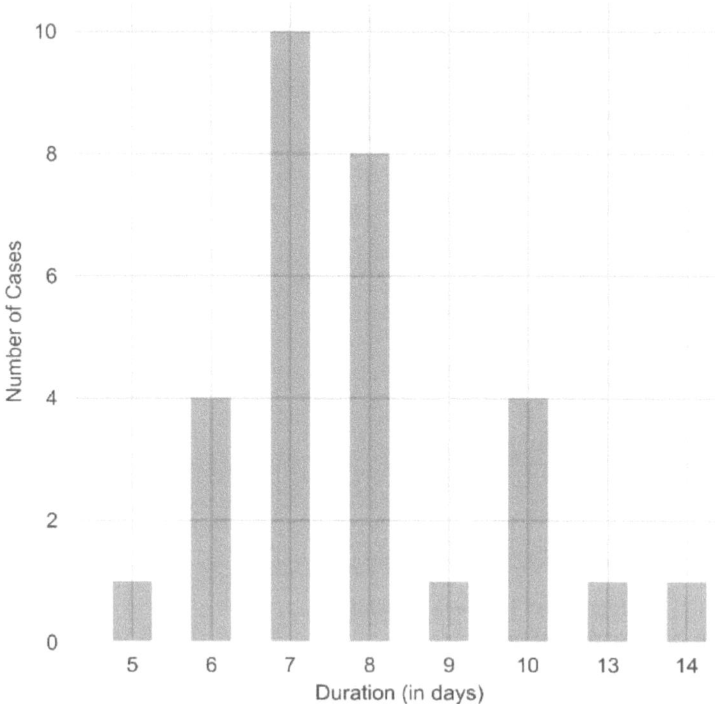

Figura 33: Data da cirurgia-duração da lesão no nosso grupo de estudo

9. Tempo de torniquete

O tempo médio de torniquete para a fixação de fracturas isoladas do maléolo medial é de 54,5 minutos, enquanto o tempo médio de torniquete para a fixação de fracturas bimaleolares é de 91,1 minutos.

O coeficiente de correlação de Pearson para a correlação entre o tempo de torniquete e a taxa de complicações foi calculado em 0,193, o que indica uma correlação fraca.

A figura seguinte representa o tempo de torniquete em vários casos que operámos, o 1º pico à esquerda representa o tempo de torniquete para fracturas isoladas do maléolo medial e o 2º pico representa o tempo de torniquete para fracturas bimaleolares.

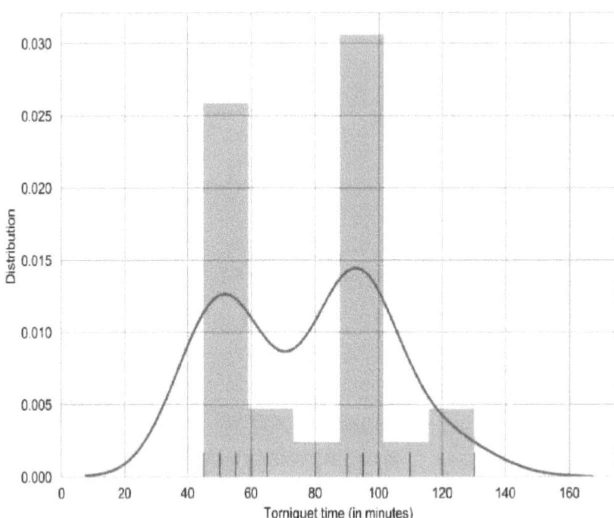

Figura 34: Tempo de torniquete

10. Dor (numa escala visual analógica):

A dor numa escala visual analógica varia de 0 a 10.

A pontuação média na EVA para a dor pré-operatória foi calculada em 7,43, com um desvio padrão de 1,23. Para os doentes com um mês de pós-operatório, a pontuação média na EVA é de 3,4, com um desvio-padrão de 0,66. Para os doentes com 3 meses de pós-operatório, a pontuação média na EVA é de 1,66 com um desvio padrão de 0,64. Para os doentes com 6 meses de pós-operatório, a pontuação média da EVA é de 0,43 com um desvio padrão de 0,66.

A figura seguinte representa a melhoria da dor ao longo do tempo.

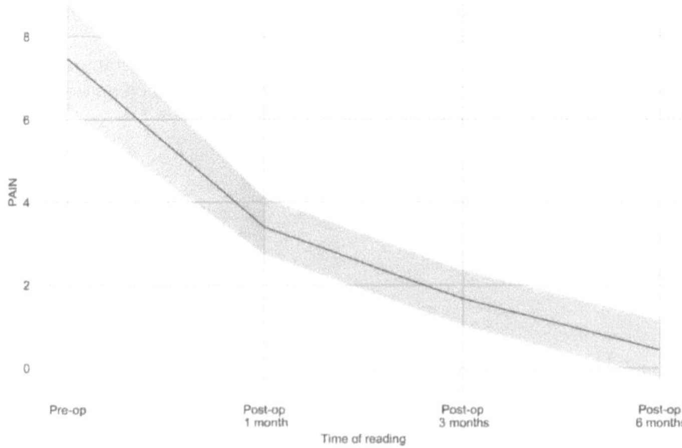

Figura 35: Dor (numa escala visual analógica)

Comparação de vários grupos, como se segue:

	Grupo I	Grupo II	Valor de p
1.	DOR Pré-operatório	DOR Pós-operatória 1 mês	0.000
2.	DOR Pré-operatório	DOR Pós-operatório 3 meses	0.000
3.	DOR Pré-operatório	DOR Pós-operatório 6 meses	0.000
4.	DOR Pós-operatório 1 mês	DOR Pós-operatório 3 meses	0.000
5.	DOR Pós-operatório 1 mês	DOR Pós-operatório 6 meses	0.000
6.	DOR Pós-operatório 3 meses	DOR Pós-operatório 6 meses	0.000

11. Pontuação do Índice de Incapacidade do Pé e Tornozelo (Pontuação FADI)

A pontuação média do FADI nos doentes pré-operatórios é de 7,9 com um desvio padrão de 0,54. Para os doentes com 1 mês de pós-operatório, a pontuação média do FADI é de 78,1 com um desvio padrão de 0,83. Para os doentes com 3 meses de pós-operatório, a pontuação média do FADI é de 102,56 com um desvio padrão de 0,715. Para os doentes com 6 meses de pós-operatório, a pontuação média do FADI foi de 103,23 com um desvio padrão de 0,803.

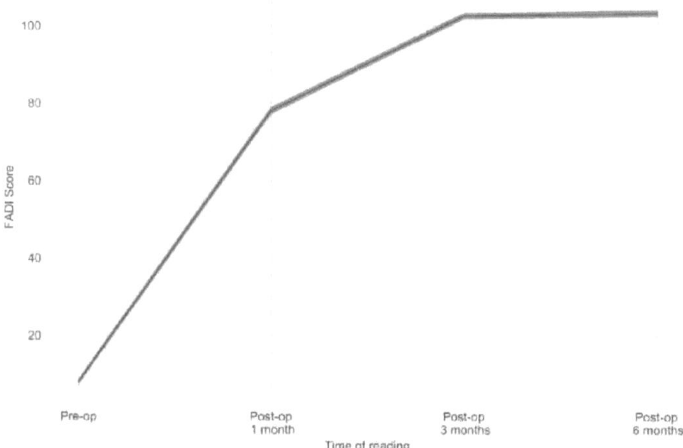

Figura 36: A melhoria das pontuações do FADI ao longo do tempo.

Comparação de grupos:

	Grupo I	Grupo II	valor de p
1.	Pontuação FADI Pré-operatório	Pontuação FADI Pós-operatório 1 mês	0.000

2.	Pontuação FADI Pré-operatório	Pontuação FADI Pós-operatório 3 meses	0.000
3.	Pontuação FADI Pré-operatório	Pontuação FADI Pós-operatório 6 meses	0.000
4.	Pontuação FADI Pós-operatório 1 mês	Pontuação FADI Pós-operatório 3 meses	0.000
5.	Pontuação FADI Pós-operatório 1 mês	Pontuação FADI Pós-operatório 6 meses	0.000
6.	Pontuação FADI Pós-operatório 3 meses	Pontuação FADI Pós-operatório 6 meses	0.0015

Existe uma melhoria estatisticamente significativa nas pontuações da FADI ao comparar os vários grupos, como se mostra acima.

12. Pontuação AOFAS

A média das pontuações AOFAS pré-operatórias nos nossos doentes é de 17,933 com um desvio padrão de 3,85, a média das pontuações AOFAS pós-operatórias de 1 mês é de 52 com um desvio padrão de zero, a média das pontuações AOFAS pós-operatórias de 3 é de 78 com um desvio padrão de zero, a média das pontuações AOFAS pós-operatórias de 6 meses é de 92 com um desvio padrão de zero.

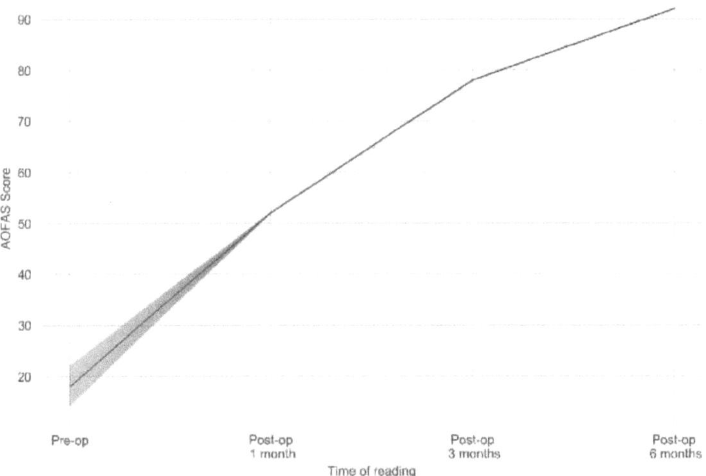

Figura 37: Representa a melhoria das pontuações AOFAS durante o período de tempo

Comparação de grupos:

	Grupo I	**Grupo II**	**valor de p**
1.	Pontuação AOFAS Pré-operatório	Pontuação AOFAS Pós-operatório 1 mês	0.000
2.	Pontuação AOFAS Pré-operatório	Pontuação AOFAS Pós-operatório 3 meses	0.000

3.	Pontuação AOFAS Pré-operatório	Pontuação AOFAS Pós-operatório 6 meses	0.000
4.	Pontuação AOFAS Pós-operatório 1 mês	Pontuação AOFAS Pós-operatório 3 meses	0.000
5.	Pontuação AOFAS Pós-operatório 1 mês	Pontuação AOFAS Pós-operatório 6 meses	0.000
6.	Pontuação AOFAS Pós-operatório 3 meses	Pontuação AOFAS Pós-operatório 6 meses	0.000

Ao comparar os vários grupos, verifica-se uma melhoria estatisticamente significativa nas pontuações AOFAS com um valor de $p < 0,05$.

13. Amplitude de movimento do tornozelo no pós-operatório

A. Dorsiflexão

A dorsiflexão média pós-operatória ao fim de 1 mês é de 14,66 graus com um desvio padrão de 1,24 graus, a dorsiflexão média pós-operatória ao fim de 3 meses é de 19,33 graus com um desvio padrão de 2,49 graus, a dorsiflexão média pós-operatória ao fim de 6 meses é de 20,00 graus com um desvio padrão de zero graus.

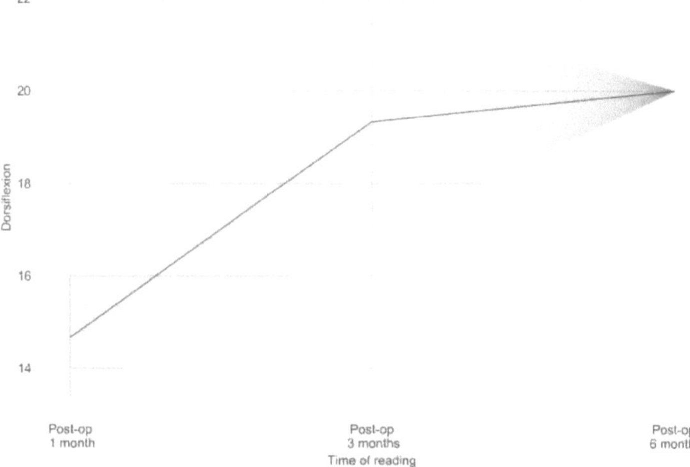

Figura 38: Representa a melhoria da dorsiflexão ao longo do período de tempo.

Sobre a comparação de vários grupos:

	Grupo I	Grupo II	valor de p
1.	Dorsiflexão Pós-operatório 1 mês	Dorsiflexão Pós-operatório 3 meses	0.000
2.	Dorsiflexão Pós-operatório 1 mês	Dorsiflexão Pós-operatório 6 meses	0.000
3.	Dorsiflexão Pós-operatório 3 meses	Dorsiflexão Pós-operatório 6 meses	0.1555

Comparando os grupos acima mencionados, estatisticamente existe uma melhoria significativa na dorsiflexão do tornozelo até aos 3 meses, mas não existe uma melhoria estatisticamente significativa entre os 3 e os 6 meses, uma vez que foi alcançada uma amplitude de movimento quase total aos 3 meses.

B. Flexão plantar

A média de flexão plantar a 1 mês pós-operatório é de 37,66 graus com desvio padrão de 4,78 graus, a média de flexão plantar a 3 meses pós-operatório é de 47 graus com desvio padrão de 3,78 graus, a média de flexão plantar a 6 meses pós-operatório é de 49,66 graus com desvio padrão de 1,24 graus.

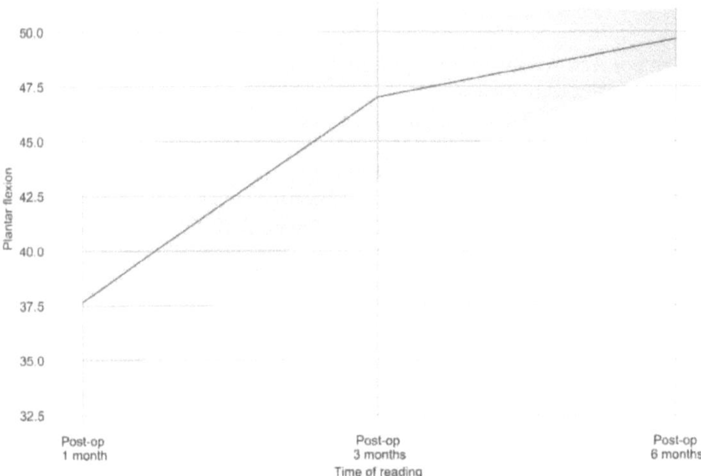

Figura 39: Representa a melhoria da flexão plantar ao longo do período de tempo.

Sobre a comparação de vários grupos:

	Grupo I	Grupo II	valor de p
1.	Flexão plantar Pós-operatório 1 mês	Flexão plantar Pós-operatório 3 meses	0.000
2.	Flexão plantar Pós-operatório 1 mês	Flexão plantar Pós-operatório 6 meses	0.000
3.	Flexão plantar Pós-operatório 3 meses	Flexão plantar Pós-operatório 6 meses	0.0007

Comparando os grupos acima referidos, verifica-se uma melhoria estatisticamente significativa da flexão plantar ao longo do período de tempo.

14. Complicações ortopédicas:

Dos 30 doentes operados, três doentes (10%) desenvolveram complicações ortopédicas, dos quais um (3,33%) desenvolveu infeção superficial da linha de sutura e dois doentes (6,67%) desenvolveram rigidez.

Nenhum doente desenvolveu infeção profunda e nenhum doente necessitou de remover o implante devido a infeção.

A figura seguinte descreve a nossa taxa de complicações.

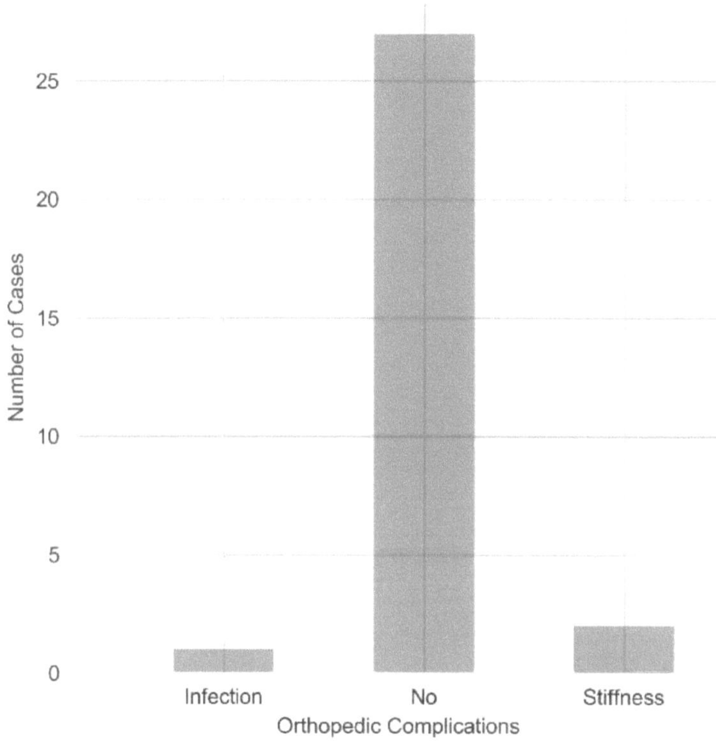

Figura 40: A nossa taxa de complicações.

15. Remoção de implantes

Apenas um doente (3,33%) dos 30 doentes necessitou de remover o implante aos 6 meses de pós-operatório devido a dor relacionada com o implante (não devido a infeção).

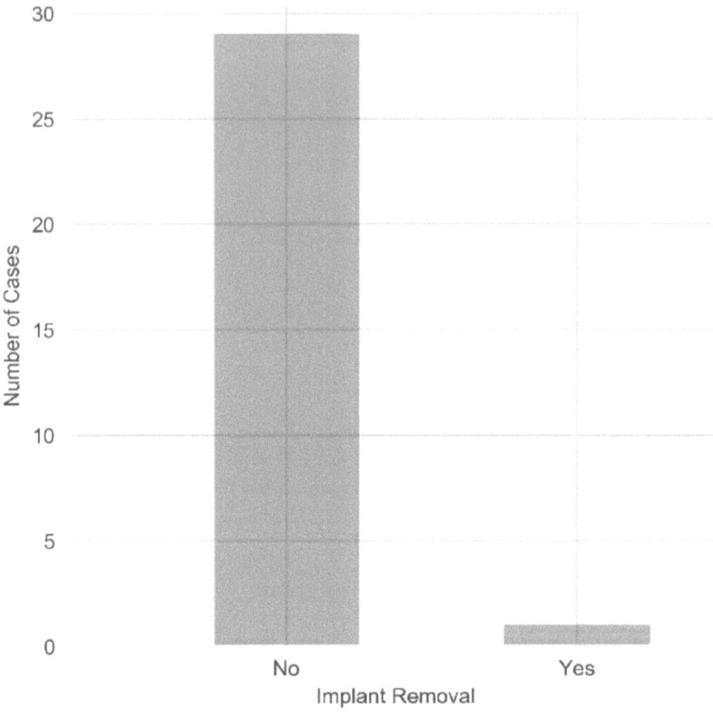

Figura 41: Remoção do implante

16. União radiológica

Seguimos os nossos doentes em intervalos fixos, ou seja, às 2 semanas, depois ao 1 mês, depois aos 3 meses e depois aos 6 meses.

Cerca de 46,66% dos pacientes mostraram união radiológica do maléolo medial em um mês e mais de 50% dos pacientes mostraram união radiológica na próxima visita de acompanhamento, ou seja, aos seis meses de pós-operatório. Assim, pode inferir-se que a união radiológica ocorreu entre 1-3 meses na maioria dos doentes.

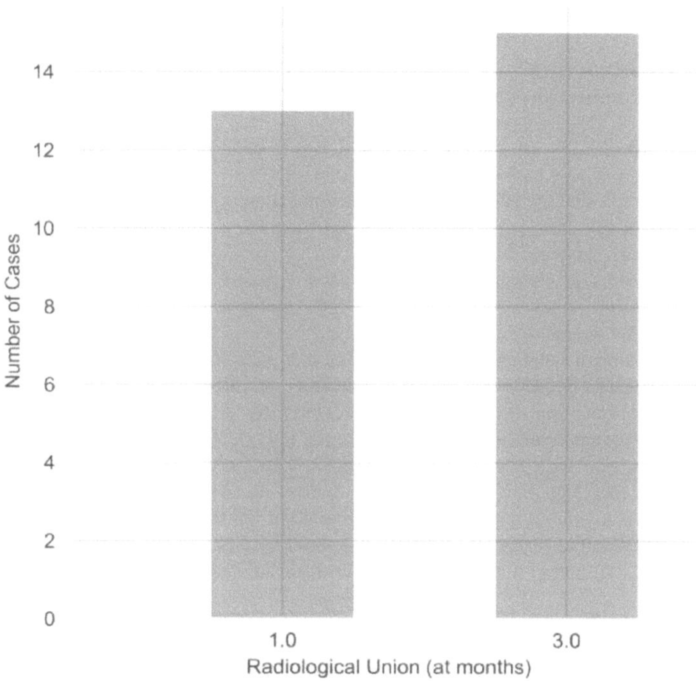

Figura 42: União Radiológica

17. Satisfação

Todos os nossos pacientes estavam satisfeitos no final do seguimento de 6 meses.

Capítulo 5

DISCUSSÃO

O maléolo (em latim, "pequeno martelo") é a proeminência óssea de cada lado do tornozelo.
O maléolo medial é a proeminência no lado interno do tornozelo, formada pela extremidade inferior da tíbia.
A superfície medial da extremidade inferior da tíbia é prolongada para baixo, formando um forte processo piramidal, achatado de fora para dentro - o maléolo medial.
As fracturas do tornozelo representam 10% de todas as fracturas, com uma incidência de cerca de 137 por lakh por ano, o que faz com que sejam as segundas fracturas mais comuns dos membros inferiores, a seguir às fracturas da anca[1,2,3,4].
No nosso estudo, a idade média aquando da lesão é de 34 anos, enquanto a idade média, de acordo com a literatura, é de 45 anos [2], o que constitui uma diferença estatisticamente significativa (valor p-), que pode ser atribuída à reduzida dimensão da amostra.
O nosso estudo apresentou uma distribuição bimodal, com um pico mais jovem aos 26 anos de idade e um pico mais velho aos 56 anos de idade e, por conseguinte, um intervalo de 30 anos entre os picos, ao passo que a literatura apresenta uma distribuição bimodal, com picos de incidência de fracturas do tornozelo em homens mais jovens e mulheres mais velhas e um intervalo de 50 anos entre os picos [2,6,7,8,38], o que é estatisticamente significativo e pode ser atribuído à reduzida dimensão da amostra, pelo que não consideramos este facto para efeitos práticos.
Uma vez que os grupos mais jovens da população, especialmente os homens, estão mais envolvidos em actividades ao ar livre, são mais propensos a este tipo de lesões, ao passo que a população mais idosa, que é osteoporótica, é propensa a este tipo de fracturas, mesmo com traumatismos de baixa energia [1,5,13].
Pott descreveu o tipo de fracturas maleolares em unimaleolares, bimaleolares e trimaleolares [39]. O tipo de lesão mais comum foi a rotação externa em supinação (SER) (50%), seguida da rotação eterna em pronação (PER) (36,3%), seguida da supinação-adução (SAD) (10%) e da pronação-abdução (PAB) (3,3%). A literatura refere que o padrão mais comum de lesão é o SER (60%), seguido das lesões SAD (20%) e depois das que ocorrem em pronação (20%). As fracturas PAB e PER compreendem 8% e 12% das fracturas do tornozelo, respetivamente [40,41,42], o que é comparável à literatura, não tendo sido encontrada qualquer significância estatística, exceto para o tipo de lesão PER.
Isto deve-se provavelmente ao facto de os traumatismos de energia muito elevada no tornozelo serem menos comuns (atletas), mas os traumatismos de energia moderada a elevada serem mais comuns na população jovem masculina, o que leva a que a fratura bimaleolar seja a mais comum, seguida da fratura isolada do maléolo medial e da fratura trimaleolar.
A duração média entre a lesão e a cirurgia foi de 8 dias. A moda é de 7 dias. O atraso de cerca de uma semana deveu-se a um inchaço maciço na altura da apresentação, tendo o doente sido levado para cirurgia assim que o inchaço diminuiu e o sinal de rugas apareceu.
O tempo médio de torniquete para a fixação de fracturas isoladas do maléolo medial é de 54,5 minutos, ao passo que o tempo médio de torniquete para a fixação de fracturas bimaleolares é de 91,1 minutos, o que é comparável a outros métodos de fixação, o que implica que a colocação de placas no maléolo medial não aumenta o tempo operatório e é tecnicamente mais fácil de executar, garantindo simultaneamente uma melhor fixação.
O coeficiente de correlação de Pearson para a correlação entre o tempo de torniquete e a taxa de complicações foi calculado em 0,193, o que indica uma correlação fraca. Assim, o tempo de torniquete dentro do limite normal decidido não altera a taxa de complicações.
A pontuação média na EVA para a dor pré-operatória foi calculada em 7,43, com um desvio padrão de 1,23. Para os doentes com um mês de pós-operatório, a pontuação média na EVA é de 3,4, com um desvio-padrão de 0,66. Para os doentes com 3 meses de pós-operatório, a pontuação média na EVA é de 1,66 com um desvio padrão de 0,64. Para os doentes com 6 meses de pós-operatório, a pontuação média da EVA é de 0,43 com um desvio padrão de 0,66. Ao comparar estes grupos entre

si, registou-se uma melhoria estatisticamente significativa da dor, conforme observado na escala VAS, com um valor de $p < 0,05$.
A pontuação média do FADI nos doentes pré-operatórios é de 7,9 com um desvio padrão de 0,54. Para os doentes com 1 mês de pós-operatório, a pontuação média do FADI é de 78,1 com um desvio padrão de 0,83. Para os doentes com 3 meses de pós-operatório, a pontuação média do FADI é de 102,56 com um desvio padrão de 0,715. Para os doentes com 6 meses de pós-operatório, a pontuação média do FADI foi de 103,23 com um desvio padrão de 0,803.
Ao comparar estes grupos entre si, verifica-se uma melhoria estatisticamente significativa das pontuações FADI ao longo do período de acompanhamento de 6 meses, atingindo pontuações FADI quase perfeitas no final do acompanhamento.
A média das pontuações AOFAS pré-operatórias nos nossos doentes é de 17,933 com um desvio padrão de 3,85, a pontuação AOFAS média de 1 mês pós-operatório é de 52 com um desvio padrão de zero, a pontuação AOFAS média de 3 meses pós-operatório é de 78 com um desvio padrão de zero, a pontuação AOFAS média de 6 meses pós-operatório é de 92 com um desvio padrão de zero. Comparando estes vários grupos, verifica-se uma melhoria estatística na pontuação AOFAS ao longo do período do nosso acompanhamento de 6 meses, atingindo pontuações quase perfeitas no final do acompanhamento.
Os critérios sindesmóticos radiográficos para a estabilidade do tornozelo incluem o espaço livre medial, o ângulo talo-crural, a sobreposição tíbio-fibular, o espaço livre tíbio-fibular, mas adoptámos como critério o espaço livre maleolar medial e descobrimos que 23.3% dos casos apresentavam um espaço livre medial superior a 4 mm no pré-operatório e tentámos descobrir a correlação entre este e a taxa de complicações ortopédicas e obtivemos um coeficiente de correlação de Pearson de 0,07, o que implica que não existe praticamente qualquer correlação entre os dois após uma fixação interna adequada da sindesmose. Assim, concluímos que a lesão sindesmótica pré-operatória não altera o prognóstico destas fracturas, desde que sejam adequadamente estabilizadas.
No nosso estudo, os doentes receberam uma placa de POP abaixo do joelho durante 1ª semana após a operação, tendo depois sido iniciada a ADM do tornozelo a partir das duas semanas. Não foi permitida a sustentação de peso até às 4 semanas pós-operatórias. A sustentação parcial de peso (50%) foi permitida a partir da 5ª semana e a sustentação total de peso foi permitida a partir da 6ª semana. A dorsiflexão média pós-operatória a 1 mês é de 14,66 graus com um desvio padrão de 1,24 graus, a dorsiflexão média pós-operatória a 3 meses é de 19,33 graus com um desvio padrão de 2,49 graus, a dorsiflexão média pós-operatória a 6 meses é de 20,00 graus com um desvio padrão de zero graus. Na comparação entre estes vários grupos, observa-se uma melhoria estatisticamente significativa na dorsiflexão do tornozelo ao longo do período de acompanhamento com um valor de $p < 0,005$.
A média de flexão plantar a 1 mês pós-operatório é de 37,66 graus com desvio padrão de 4,78 graus, a média de flexão plantar a 3 meses pós-operatório é de 47 graus com desvio padrão de 3,78 graus, a média de flexão plantar a 6 meses pós-operatório é de 49,66 graus com desvio padrão de 1,24 graus. Ao comparar estes grupos entre si, nota-se uma melhoria estatisticamente significativa na flexão plantar até aos 3 meses de seguimento pós-operatório. Foi registada uma melhoria estatisticamente insignificante entre os 3 meses e os 6 meses de pós-operatório, o que se deve ao facto de a flexão plantar ter sido quase totalmente atingida aos 3 meses de seguimento.
Dos 30 doentes operados, três doentes (10%) desenvolveram complicações ortopédicas, das quais um (3,33%) desenvolveu uma infeção superficial da linha de sutura, que recuperou sem problemas, e dois doentes (6,67%) apresentaram uma restrição residual ligeira terminal dos movimentos.
No nosso estudo, apenas um (3,33%) dos 30 doentes necessitou de remover o implante devido a dor mecânica relacionada com o implante.
Seguimos os nossos doentes em intervalos fixos, ou seja, às 2 semanas, depois ao 1 mês, depois aos 3 meses e depois aos 6 meses.Cerca de 46,66% dos doentes apresentaram união radiológica do maléolo medial ao fim de um mês e o resto dos doentes apresentou união radiológica na consulta de seguimento seguinte, ou seja, aos 6 meses de pós-operatório. Assim, pode inferir-se que a consolidação radiológica ocorreu entre 1-3 meses na maioria dos doentes e que não há atraso na consolidação em fracturas do maléolo medial adequadamente fixadas com a placa de bloqueio.

CONCLUSÕES E RECOMENDAÇÕES

No nosso estudo, incluímos 30 doentes com fracturas maleolares de vários tipos de padrões de fratura e fizemos a fixação maleolar medial com uma placa de bloqueio maleolar medial que pode ser colocada em modo anti-glide. Os doentes foram seguidos durante um período de seis meses e, em cada visita de acompanhamento, foram avaliados clínica e radiologicamente e através de um questionário para o sistema de pontuação FADI e o sistema de pontuação AOFAS.

Verificámos que apenas três doentes, num total de trinta, desenvolveram complicações ortopédicas. Dos quais apenas um desenvolveu uma infeção superficial e os restantes dois desenvolveram uma restrição residual terminal ligeira do movimento do tornozelo.

A união radiológica foi alcançada em todos os casos no final do seguimento de 6 meses.

Quase todos os doentes atingiram uma amplitude de movimentos quase total do tornozelo.

No final do estudo, todos os pacientes estavam satisfeitos com o tratamento.

Concluímos, portanto, que:

1. A placa maleolar medial é um implante dinâmico adequado para todos os padrões de fratura do maléolo medial, ao passo que os implantes atualmente disponíveis não o são.
2. Tem uma pequena curva de aprendizagem. Apresenta resultados excelentes e consistentes e não está associada a complicações significativas.
3. O facto de o implante ser uma placa de baixo perfil não requer a sua remoção por rotina.
4. A principal vantagem deste implante é a sua versatilidade, uma vez que pode ser utilizado em ambos os modos, ou seja, no modo de compressão e no modo de contraforte.

LIMITAÇÕES DO ESTUDO

- Número limitado de doentes com um curto período de acompanhamento.
- O número de casos com lesões associadas foi menor no nosso estudo.

Recomendamos que a recolha de uma amostra de grande dimensão, com um acompanhamento mais longo, conduza a melhores conclusões.

REFERÊNCIAS

Bengnér U, Johnell O, Redlund-Johnell I. Epidemiologia da fratura do tornozelo 1950 e 1980. Aumento da incidência em mulheres idosas. Ata Orthop Scand. 1986;57(1):35-37.
Court-Brown CM, McBirnie J. Adult ankle fractures-an increasing problem? Ata Orthop. 1998;69:43-47.
Daly PJ, Fitzgerald RH, Melton LJ, et al. Epidemiologia das fracturas do tornozelo em Rochester, Minnesota. Ata Orthop Scand. 1987;58(5):539-544.
Jensen SL, Andresen BK, Mencke S, et al. Epidemiologia das fracturas do tornozelo. Um estudo prospetivo de base populacional de 212 casos em Aalborg, Dinamarca. Ata Orthop Scand. 1998;69(1):48-50.
Kannus P, Palvanen M, Niemi S, et al. Aumento do número e da incidência de fracturas do tornozelo de baixo traumatismo em pessoas idosas: Finnish statistics during 19702000 and projections for the future. Bone. 2002;31(3):430-433.
Hasselman CT, Vogt MT, Stone KL, et al. Fracturas do pé e do tornozelo em mulheres idosas brancas. Incidência e factores de risco. J Bone Joint Surg Am. 2003;85-A(5):820-824.
Compston JE, Watts NB, Chapurlat R, et al. A obesidade não protege contra fracturas em mulheres pós-menopáusicas: GLOW. Am J Med. 2011;124(11):1043- 1050.
Spaine LA, Bollen SR. "The bigger they come": A relação entre o índice de massa corporal e a gravidade das fracturas do tornozelo. Injury. 1996;27(10):687-689.
Muller M, Boitzy A, Bandi W, et al. Manuel d'osteosynthese technique AO; 1970.
Svend-Hansen H, Bremerskov V, Baekgaard N. Fracturas do tornozelo tratadas apenas com a fixação do maléolo medial. Resultados tardios em 29 pacientes. Ata Orthop Scand. 1978;49(2):211-214.
Pollard JD, Deyhim A, Rigby RB, et al. Comparação da força de arrancamento entre parafusos bicorticais com rosca total de 3,5 mm e parafusos esponjosos com rosca parcial de 4,0 mm na fixação de fracturas do maléolo medial. J Foot Ankle Surg. 2010;49(3):248-252.
King CM, Cobb M, Collman DR, et al. Fixação bicortical de fracturas do maléolo medial: Uma revisão de 23 casos com risco de consolidação óssea complicada. J Foot Ankle Surg. 51(1):39-44.
Maffulli N, Sharma P, Luscombe KL. Achilles tendinopathy: aetiology and management. J R Soc Med. 2004; 97(10 Maffulli, N., Wong, J. e Almekinders, L.C. Tipos e epidemiologia da tendinopatia. Clínicas em Medicina Desportiva. 2003; 22:675-692.
Carragee EJ, Csongradi JJ, Bleck EE. Complicações precoces no tratamento operatório das fracturas do tornozelo. Influência do atraso antes da operação. J Bone Joint Surg Br. 1991;73(1):79-82.
Ostrum RF, Litsky AS. Fixação com banda de tensão das fracturas do maléolo medial. J Orthop Trauma. 1992;6 (4):464-468.
Fowler TT, Pugh KJ, Litsky AS, et al. Fracturas do maléolo medial: Um estudo biomecânico das técnicas de fixação. Orthopedics. 2011;34(8):e349- e355.
Johnson BA, Fallat LM. Comparação da fixação com fio de banda de tensão e parafuso de osso esponjoso para fracturas do maléolo medial. J Foot Ankle Surg. 1997:36(4):284-289.
Kanakis TE, Papadakis E, Orfanos A, et al. Banda de tensão da figura oito no tratamento de fracturas e pseudartroses do maléolo medial. Injury. 1990;21(6):393-397.
Ostrum RF, Litsky AS. Fixação com banda de tensão das fracturas do maléolo medial. J Orthop Trauma. 1992;6 (4):464-468.
Stein EM, Liu XS, Nickolas TL, et al. Microarquitectura e rigidez anormais em

mulheres pós-menopáusicas com fracturas do tornozelo. J Clin Endocrinol Metab. 2011;96(7):2041-2048.
Pankovich AM, Shivaram MS. Base anatómica da variabilidade nas lesões do maléolo medial e do ligamento deltoide. I. Estudos anatómicos. Ata Orthop Scand. 1979;50(2):217-223.
Herscovici D, Scaduto JM, Infante A. Tratamento conservador de fracturas isoladas do maléolo medial. J Bone Joint Surg Br. 2007;89(1):89-93.
Muller GM. Fracturas do maléolo interno. BMJ. 1945;2(4418):320.
Tornetta P, Mooney, Pittman, et al. A fixação do maléolo medial é realmente necessária? Apresentado na Reunião Anual da OTA de 2011.
Lloyd EI. Fracturas da articulação do tornozelo. BMJ. 1939;2(4121):1286-1288.
Cox FJ, Laxson WW. Fracturas da articulação do tornozelo. Am J Surg. 1952;83(5):674-679
Wei SY, Okereke E, Winiarsky R, et al. Fracturas bimaleolares e trimaleolares deslocadas tratadas de forma não cirúrgica: Um seguimento de 20 anos. Foot Ankle Int. 1999;20(7):404-407.
Joy G, Patzakis MJ, Harvey JP. Avaliação precisa da redução de fracturas graves do tornozelo. J Bone Joint Surg Am. 1974;56(5):979-993.
Yablon IG, Heller FG, Shouse L. O papel fundamental do maléolo lateral nas fracturas deslocadas do tornozelo. J Bone Joint Surg Am. 1977;59(2):169-173.
Svend-Hansen H, Bremerskov V, Baekgaard N. Fracturas do tornozelo tratadas apenas com a fixação do maléolo medial. Resultados tardios em 29 pacientes. Ata Orthop Scand. 1978;49(2):211-214.
Tornetta P. Competência do ligamento deltoide nas fracturas bimaleolares do tornozelo após fixação do maléolo medial. J Bone Joint Surg Am. 2000;82(6):843-848.
Ebraheim NA Foot Ankle Int. 2014 maio;35(5):471-7. doi: 10.1177/1071100714524553. Epub 2014 Feb 13.
Barnes H Injury. 2014 Sep; 45 (9): 1365-7. doi: 10.1016 / j.injury.2014.05.031. Epub 2014 Jul 3.
Mirza A J Orthop Trauma. 2010 Aug;24(8):495-8. doi: 10.1097/BOT.0b013e3181cb584f.
Um estudo comparativo dos métodos de fixação das fracturas do maléolo medial entre as bandas de tensão e a fixação com parafusos. Mohammed AA1, Abbas KA2, Mawlood AS2.
Shimamura Y1, Kaneko K, Kume K, Maeda M, Iwase H. ; A amplitude de movimento inicial segura da articulação do tornozelo após três métodos de fixação interna de fracturas simuladas do maléolo medial; Clin Biomech (Bristol, Avon). 2006 Jul;21(6):617-22. Epub 2006 Feb 24.
Wegner AM1, Wolinsky PR2, Robbins MA3, Garcia TC4, Maitra S5, Amanatullah DF6; O revestimento antiderrapante das fracturas verticais do maléolo medial proporciona uma fixação inicial mais rígida do que a fixação com parafusos bicorticais ou unicorticais; Clin Biomech (Bristol, Avon). 2016 Jan;31:29-32.doi: 10.1016/j.clinbiomech.2015.10.005. Epub 2015 Oct 16.
Jensen SL, Andresen BK, Mencke S, et al. Epidemiologia das fracturas do tornozelo. Um estudo prospetivo de base populacional de 212 casos em Aalborg, Dinamarca. Ata Orthop Scand. 1998;69(1):48-50.Pott P. Algumas observações gerais sobre fracturas e luxações: 1758. Clin Orthop Relat Res. 2007;458:40-41.Lauge-Hansen N. Fracturas do tornozelo. II. Investigações experimentais-cirúrgicas e experimentais-roentgenológicas combinadas. Arch Surg. 1950;60(5):957- 985Lindsjo U. Classificação das fracturas do tornozelo: O sistema Lauge-Hansen ou AO? Clin Orthop Relat Res. 1985;199:12-16.
Yde J. A classificação de Lauge-Hansen das fracturas maleolares. Ata Orthop Scand. 1980;51(1):181-192.

ANEXO1

CONSENTIMENTO INFORMADO

I ____________ S/d/w de ______________________________, residente em ___________________________ declaro que dei o meu consentimento informado para participar no estudo de tese intitulado "**AVALIAÇÃO FUNCIONAL DA PLACA DE MALEOLO MEDIAL NAS FRATURAS MALLEOLARES**". Fui informado na língua que entendo que este estudo envolve a redução aberta e a fixação interna do maléolo medial com a placa de bloqueio, também entendo que o estudo se destina a encontrar o resultado clínico-funcional da placa do maléolo medial. Dou todo o meu consentimento para ser inscrito no estudo acima e reservo os meus direitos de me retirar do estudo sempre que desejar, sem prejuízo do meu direito de me submeter a tratamento adicional no Safdarjung Hospital, Nova Deli.

Assinatura do doente

Nome:

Data:

Testemunhámos que o paciente assinou o formulário acima na presença da sua livre vontade, depois de ter compreendido o seu conteúdo.

Assinatura do familiar

Nome

Relação

Assinatura do investigador

Assinatura do pessoal

Nome

Designação

ANEXO1A

सूचित स्वीकृति पत्र

रोगी की पहचान संख्या :

अनुसंधाता का नाम : डॉ. राहुल ग्रोवर

वर्धमान महावीर चिकित्सा महाविद्यालय एवं सफदरजंग हॉस्पिटल

इस सूचना पत्र की सामग्री दी गयी थी, मैने सावधानी पूर्वक पढ़ लिया है मुझे उस भाषा में विस्तार से समझा दिया गया है जो मुझे समझ में आती है और मैने पूरी सामग्री को अच्छी तरह समझ लिया हैं

अध्ययन का प्रकार और प्रयोजन तथा इसकी संभावित जोखिम लाभ और अध्ययन पूरा होने की अनुमानित अवधि तथा अध्ययन के अन्य संगत विवरण मुझे विस्तार से समझा दिया गया है। मुझे बताया गया कि मेरी भागीदारी स्वेच्छानुसार है और मैं कोई कारण बताये बिना किसी भी समय वापस जाने के लिए पूरी तरह स्वतन्त्र हूँ और इस पर मेरी चिकित्सा देखभाल या कानूनी अधिकारों पर कोई प्रभाव नहीं पड़ेगा

मैं समझती हूं कि इस अध्ययन में अपनी भागीदारी से मेरे बारे में एकत्रित की गई जानकारी को अनुसंधान के उद्देश्य के लिए इस्तेमाल किया जा सकता है ।

मैं उपरोक्त अध्ययन में भाग लेने के लिए सहमत हूँ ।

हस्ताक्षर /बाएं अंगूठे निशान

ANEXO 2
FICHA DE INFORMAÇÃO DO PACIENTE

Título do estudo

Avaliação funcional do revestimento nas fracturas do maléolo medial.

Objetivo da investigação

Avaliar o resultado clínico-funcional da colocação do maléolo medial.

Duração prevista da participação do sujeito

6 meses.

Benefícios da participação no estudo

Este tratamento proporciona uma redução da fratura segura e com melhores hipóteses de mobilização precoce.

Riscos da participação

1. Infeção: São asseguradas precauções asépticas para minimizar as possibilidades de infeção
2. Lesões das estruturas neurovasculares: que podem provocar gangrena ou paralisia. Deve-se prestar a maior atenção para não ferir nenhuma das estruturas neurovasculares significativas.
3. Não união: Pode haver alguma hipótese de não união, embora tenhamos realizado este estudo para provar que o revestimento tem menos hipóteses de não união.
4. Malunion: Pode haver alguma hipótese de malunião, embora este estudo prove que o revestimento tem menos hipóteses de malunião.

Alternativas à participação

O(a) senhor(a) e o(a) seu(sua) doente são livres de não participar no estudo ou de se retirarem do estudo em qualquer altura. Se o(a) senhor(a) / o(a) seu(sua) doente optar por não participar ou por se retirar do estudo, receberá os cuidados habituais. O(a) senhor(a) / seu(sua) doente tem o direito de recusar os procedimentos individuais.

Confidencialidade

Todas as informações fornecidas por si ou pelo seu doente durante o estudo serão mantidas confidenciais.

Contactos

Se, em qualquer altura durante o estudo, o doente sentir que não foi devidamente informado sobre os riscos, benefícios, procedimentos alternativos ou direitos enquanto sujeito do estudo, ou se sentir pressionado a continuar contra a sua vontade, pode contactar:

Dr. Rahul Grover -
9873165951, docgroverahul@gmail.com
Dr. L.G. Krishna 9810097804

ANEXO 2A

सूचना प्रपत्र

मेरा नाम डॉ. राहुल ग्रोवर है , मैं वर्धमान महावीर मेडिकल कॉलेज और सफदरजंग अस्पताल, नई दिल्ली में काम करता हूँ । हम एक अध्ययन का आयोजन कर रहे हैं, " जिसका शीर्शक है- "**FUNCTIONAL EVALUATION OF MEDIAL MALLEOLUS PLATING IN MALLEOLAR FRACTURES.**"। इस प्रकार यह अध्ययन स्वास्थ्य नीति निर्माताओं एवं स्वास्थ्य सेवा प्रदाताओं के मन में जागरूकता पैदा करने में सहायक होगी। गोपनीयता बनाये रखने के लिये नाम या पता नहीं लिया जायेगा।आपके द्वारा दी गयी सभी जानकारियों को गुप्त रखा जायेगा।आपको किसी भी समय साक्षात्कार रोकने का अधिकार होगा और आप जिन सवालों का ना चाहे उन सवालों का उत्तर देना से मना कर सकते हैं।आपकी भागीदारी पूरी तरह से स्वएछिक है परंतु आपके अनुभव देश की अन्य लोगों के लिये लाभकारी सिद्ध हो सकते हैं।

पर्यविक्षक का नाम | अन्वेषक का नाम

डॉ. राहुल ग्रोवर | डॉ. लोवनीश कृष्णा

ANEXO -3
PROFORMA

1. Nome
2. Idade/Sexo
3. Endereço
4. OPD Não
5. Ocupação
6. Duração dos sintomas
7. História
8. Exame local
9. Achados radiológicos
10. Data do procedimento
11. Pontuação FADI pré-procedimento:

ANEXO- 4

"A PONTUAÇÃO DO ÍNDICE DE INCAPACIDADE DO PÉ E TORNOZELO (FADI)

The Foot & Ankle Disability Index(FADI) Score

Patient's Name________________________ Clinician's Name________________________

Date:__________

Please answer every question with one response that most closely describes your condition within the past week.

If the ativity in question is limited by something other than your foot or ankle, write N/A.

	No difficulty at all(4)	Slight difficulty(3)	Moderate difficulty(2)	Extreme difficulty(1)	Unable to do(0)
1. Standing	O	O	O	O	O
2. Walking on even ground	O	O	O	O	O
3. Walking on even ground without shoes	O	O	O	O	O
4. Walking up hills	O	O	O	O	O
5. Walking down hills	O	O	O	O	O
6. Going up stairs	O	O	O	O	O
7. Going down stairs	O	O	O	O	O
8. Walking on uneven ground	O	O	O	O	O
9. Stepping up and down curbs	O	O	O	O	O
10. Squatting	O	O	O	O	O
11. Sleeping	O	O	O	O	O
12. Coming up to your toes	O	O	O	O	O
13. Walking initially	O	O	O	O	O
14. Walking 5 minutes or less	O	O	O	O	O
15. Walking approximately 10 minutes	O	O	O	O	O
16. Walking 15 minutes or greater	O	O	O	O	O
17. Home responsibilities	O	O	O	O	O
18. Activities of daily living	O	O	O	O	O
19. Personal care	O	O	O	O	O
20. Light to moderate work (standing, walking)	O	O	O	O	O
21. Heavy work (push/pulling, climbing, carrying)	O	O	O	O	O
22. Recreational activities	O	O	O	O	O

	No Pain	Mild	Moderate	Severe	Unbearable
23. General level of pain	O	O	O	O	O
24. Pain at rest	O	O	O	O	O
25. Pain during normal activity	O	O	O	O	O
26. Pain first thing in the morning	O	O	O	O	O

PONTUAÇÃO AOFAS

Ankle-Hindfoot Scale (100 Points Total)

Pain (40 points)	
None	40
Mild, occasional	30
Moderate, daily	20
Severe, almost always present	0
Function (50 points)	
Activity limitations, support requirement	
No limitations, no support	10
No limitation of daily activities, limitation of recreational activities, no support	7
Limited daily and recreational activities, cane	4
Severe limitation of daily and recreational activities, walker, crutches, wheelchair, brace	0
Maximum walking distance, blocks	
Greater than 6	5
4-6	4
1-3	2
Less than 1	0
Walking surfaces	
No difficulty on any surface	5
Some difficulty on uneven terrain, stairs, inclines, ladders	3
Severe difficulty on uneven terrain, tairs,inclines,ladders	0
Gait abnormality	
None, slight	8
Obvious	4
Marked	0
Sagittal motion (flexion plus extension)	
Normal or mild restriction (30° or more)	8
Moderate restriction (15°-29°)	4
Severe restriction (less than 150)	0
Hindfoot motion (inversion plus eversion)	
Normal or mild restriction (75%-100% normal)	6
Moderate restriction (25%-74% normal)	3
Marked restriction (less than 25% normal)	0
Ankle-hindfoot stability (anteroposterior,varus-valgus)	
Stable	8
Definitely unstable	0
Alignment (10 points)	
Good, plantigrade foot, midfoot well aligned	15
Fair, plantigrade foot, some degree of midfoot malalignment observed, no symptoms	8
Poor, nonplantigrade foot, severe malalignment, symptoms	0
Total=	100

American Orthopaedic Foot and Ankle Society
From: http://www.aofas.org/i4a/pages/index.cfm?pageid=3494

CRITÉRIOS RADIOGRÁFICOS DA SINDESMOSE

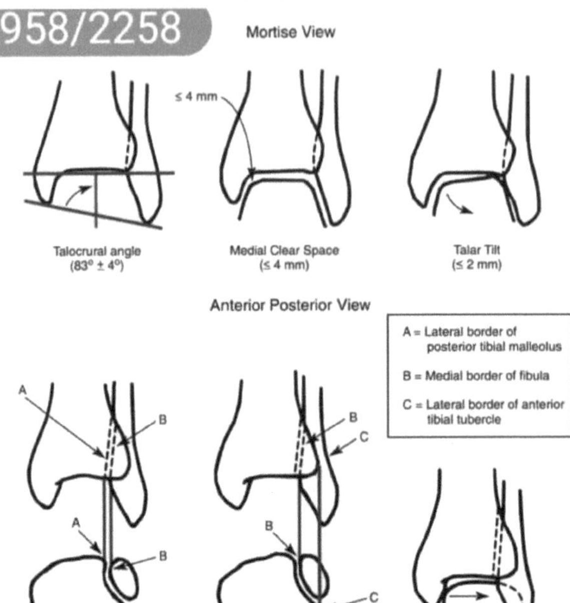

Figure 37–23 Syndesmosis radiographic criteria.

RESUMO

Esta foi uma série de casos que incluiu 30 doentes com fracturas do tornozelo admitidos e acompanhados no Instituto Central de Ortopedia, no Vardhman Mahavir Medical College e no Hospital Safdarjung, em Nova Deli, de 1 de novembro de 2015 a 31 de março de 2017, para analisar os resultados funcionais após a colocação de placas maleolares mediais em fracturas maleolares.

A idade média da lesão é de 34 anos.

O sexo masculino predominou no estudo (70%) e os restantes doentes eram do sexo feminino.

O tornozelo direito foi o mais frequentemente afetado (70%).

A fratura bimaleolar é o diagnóstico mais comum (60%), seguida das fracturas isoladas do maléolo medial (36,7%) e das fracturas trimaleolares (3,3%).

O aumento do espaço livre medial >4 mm não está associado a um aumento das complicações ortopédicas.

A SER foi considerada a forma mais comum de traumatismo (50%), seguida da PER (36,3%), da SAD (10%) e da PAB (3,3%).

A duração média entre a lesão e a cirurgia é de 8 dias, o que se deve à diminuição do inchaço.

O tempo médio de torniquete é comparável ao que se verifica noutros modos de tratamento e não está associado a um aumento da taxa de complicações.

A dor na escala VAS melhorou imenso durante o período de acompanhamento.

As pontuações FADI e AOFAS registaram uma melhoria significativa durante o período de acompanhamento.

No final do acompanhamento, foi restabelecida a inversão quase total da amplitude de movimentos do tornozelo.

Apenas um doente desenvolveu uma infeção superficial da linha de sutura; não foi registado qualquer caso de infeção profunda. E nenhum doente necessitou de remover o implante devido a infeção.

Apenas um doente necessitou de remover o implante ao fim de 6 meses devido a dor mecânica relacionada com o implante.

Todos os pacientes apresentaram união radiológica no final do acompanhamento.

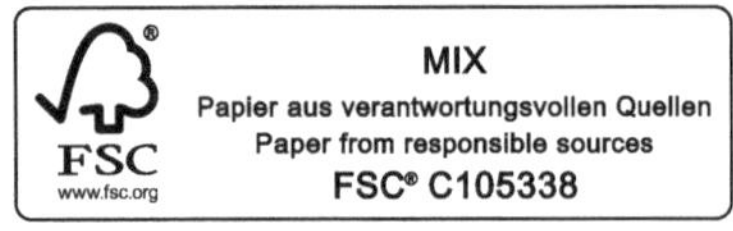

Printed by Books on Demand GmbH, Norderstedt / Germany